本书受国家自然科学基金青年科学基金项目"基于实体语义关联的慢病知识融合与动态推荐研究"（项目编号：72004071），教育部人文社会科学研究青年基金项目"基于深度学习的医疗众筹虚假信息识别与治理研究"（项目编号：20YJC870016），国家自然科学基金国际（地区）合作研究与交流项目"基于慢病知识管理的智慧养老平台研究"（项目编号：71661167007）资助。

华中科技大学学术著作青年系列丛书

面向智慧健康的知识融合与服务

周利琴　著

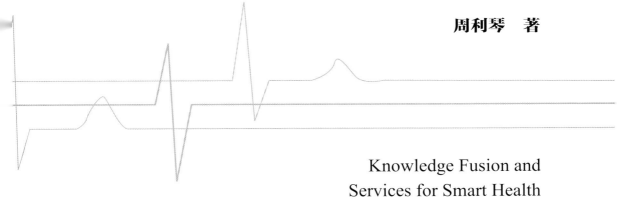

Knowledge Fusion and
Services for Smart Health

中国社会科学出版社

图书在版编目(CIP)数据

面向智慧健康的知识融合与服务/周利琴著. —北京：中国社会科学
出版社，2023.4
ISBN 978 - 7 - 5227 - 1859 - 0

Ⅰ.①面…　Ⅱ.①周…　Ⅲ.①慢性病—防治—信息系统—研究
Ⅳ.①R4 - 39

中国国家版本馆 CIP 数据核字(2023)第 077279 号

出 版 人	赵剑英
责任编辑	王　曦
责任校对	殷文静
责任印制	戴　宽

出　　　版	中国社会科学出版社
社　　　址	北京鼓楼西大街甲 158 号
邮　　　编	100720
网　　　址	http://www.csspw.cn
发 行 部	010 - 84083685
门 市 部	010 - 84029450
经　　　销	新华书店及其他书店

印刷装订	北京君升印刷有限公司
版　　　次	2023 年 4 月第 1 版
印　　　次	2023 年 4 月第 1 次印刷

开　　　本	710×1000　1/16
印　　　张	12.5
插　　　页	2
字　　　数	166 千字
定　　　价	66.00 元

凡购买中国社会科学出版社图书，如有质量问题请与本社营销中心联系调换
电话：010 - 84083683

前　　言

　　本书是国家自然科学基金青年项目"基于实体语义关联的慢病知识融合与动态推荐研究"（项目编号：72004071），国家自然科学基金国际（地区）合作与交流项目"基于慢病知识管理的智慧养老平台研究"（项目编号：71661167007），教育部人文社科基金青年项目"基于深度学习的医疗众筹虚假信息识别与治理研究"（项目编号：20YJC870016）的部分研究成果。

　　慢病的预防、干预与生命健康质量提升已经成为我国经济和社会发展中一项亟待解决的重大社会问题。慢病管理与服务建设的推进不仅需要政府宏观层面的整体性战略部署，微观层面居民慢病健康信息需求的满足以及有效的个人健康知识管理，对于实现社会整体的健康目标具有更为深远的意义。随着大数据、云计算、物联网、移动互联等现代信息技术的高速发展与融合，"互联网＋医疗"和人工智能的浪潮席卷全球，带动可穿戴设备等健康智能终端的快速发展，促进健康医疗相关产品的智慧化转型，以"自我健康管理"为核心的智慧健康服务模式成为解决慢病管理问题的一种有效途径。依靠传统的"以疾病为中心的病后救治"模式难以解决不断释放的健康保健、慢病管理方面的问题，需要确立"以病患为中心"的医疗保健模型，统筹应对广泛的慢病健康影响因素，全方位、全生命周期地进行健康追踪与预测、疾病预防、病患健康管理以及个性化治疗，打造一体化智慧健康服务模式。

智慧健康服务模式的核心在于有效发挥健康大数据的价值，对其产生的海量、多源异构慢病健康信息资源进行有效获取、组织、查询与分析，并将其成功应用于慢病知识管理与服务过程中。但是，在当前大数据环境下，海量、多源异构健康信息资源的空间分布、组成结构、类型格式和表现方式等愈加复杂，致使人们很难从"信息碎片"中快速高效地鉴别、获取、分享和运用自己需要的慢病知识。慢病患者的健康信息需求精准化获取缺失，现有关于慢病患者健康信息需求的研究还比较少见，慢病患者健康信息需求得不到满足；海量、多源异构慢病健康信息资源泛滥，慢病知识表达不确定性和不一致性等问题，导致用户很难找到自己需要的慢病知识；现有健康信息服务网站大多由企业主导，缺乏专业化的信息分类和慢病知识评估机制，尚未形成系统规范的慢病知识库。

本书立足于图书情报学学科特色，以智慧健康领域的慢病知识管理和服务为基础，旨在借助一般、通用的知识融合理念、技术和方法，将分散的医疗保健常识、医学研究发现、临床诊疗经验、医学领域知识等多源异构慢病知识资源进行融合，从而为公众、医疗医护人员以及专业医疗机构等提供决策支持和个性化服务，全面提升我国慢病管理水平以及实现智慧健康服务模式的创新。研究目标主要包括：（1）根据慢病用户行为，全面、多维度地挖掘慢病用户的健康信息需求并将其进行语义化表达，形成慢病用户健康知识需求库；（2）将分布在在线健康社区、科学文献数据库等多个地方的医疗保健常识、医学研究发现、临床诊疗经验等进行知识抽取、表示和融合，解决多源异构慢病知识表达的不确定性等问题，探索多源异构慢病知识融合模式和实现路径，构建系统规范慢病知识图谱；（3）将慢病用户健康知识需求与慢病知识库/图谱进行匹配和映射，并在此基础上形成慢病知识服务平台，为用户提供动态慢病知识服务。

围绕上述研究目标，本书聚焦在慢病管理领域，以最常见的慢病——高血压为例，遵循"用户健康知识需求—多源异构知识融合—慢病知识服务推荐"的逻辑主线，旨在融合慢病用户的情境语义信息，基于多元混合方法挖掘慢病用户健康信息需求并将其进行语义化表达，形成慢病用户健康知识需求库；基于实体语义关联视角，采用深度学习和嵌入学习的方法对多源异构慢病信息资源进行实体关系抽取和语义关联计算，探索多源异构慢病知识融合模式和实现路径；构建慢病知识图谱，并将其与用户健康知识需求库进行匹配，计算其中的深度语义关联，实现面向用户需求的慢病知识服务动态推荐机制。本书可以为精细化、个性化和智能化慢病知识服务系统建设提供基础理论、方法与关键技术，为公众提供决策支持和个性化知识服务。

有别于以往图书情报领域的知识融合研究，本书聚焦在慢病管理领域，以慢病患者为研究对象，从慢病用户健康知识需求的角度研究多源异构慢病知识融合，将用户需求、知识融合与知识服务结合，拓展了用户研究和知识融合研究视角；基于实体语义关联视角，提出一套包含多源异构知识抽取、知识表示、知识融合过程的慢病知识库/知识图谱构建方法，该研究不仅可以对已有知识融合理论和方法进行深入拓展和优化，还可以进一步迁移学习至其他慢病中，为其他领域的知识融合研究提供参考和借鉴；将用户健康知识需求与慢病知识资源进行匹配和融合，可以促进慢病知识交流效率和知识服务能力，为精细化、个性化慢病知识服务推荐提供基础理论、方法和关键技术。在实践方面，通过多源异构慢病知识融合，一方面可以解决普通公众术语和专业医学词汇之间的数字鸿沟问题，另一方面可以实现显性知识扩展和隐性知识发现，形成集概念语义、主题内容和用户需求为一体的立体化知识网络，为用户提供慢病知识服务；构建的慢病知识图谱能够以图形化方式展示慢病领域核心概念之间的关系，对慢病知识体系进行系统梳理，帮助厘清慢病保健相关知识，从而为公众、医疗医护人员以及专业医疗机构等提供决策支持和个性化服务；本书可以为政府决策者提供具有科学性的施政方案和权威性理论支撑，还可以促进卫生服务体系制定，有助于提升我国慢病管理水平，促进智慧健康服务模式创新，从而实现"共建共享、全民健康"的健康中国战略。

由于笔者理论水平和实践经验有限，书中难免有不足和疏漏之处，望广大读者批评指正。

周利琴

于华中科技大学

2022 年 1 月

目　　录

第一章　绪论

第一节　研究背景

随着工业化、城镇化、人口老龄化的快速发展，以及生态环境和生活方式的急剧变化，不健康的生活方式、工作压力过度、健康管理观念薄弱等问题致使慢性病年轻化、亚健康等问题突出。目前，心脏病、心血管疾病、癌症和糖尿病等慢性非传染性疾病（简称慢病）已经成为老龄化最为重要的威胁，每年造成全球约1700万人早逝，尤其在发展中国家，慢病死亡人数占全部死亡人数的80%（WHO，2018）。我国现有确诊慢病患者已经超过3亿人，并且还在以每年8.9%的速度递增，慢病导致的死亡人数已经占到全部死亡人数的88.5%，慢病导致的疾病负担也占到总疾病负担的70%（国务院新闻办，2020）。随着国家基本公共卫生服务项目和慢病防控综合示范区建设的深入推进，慢病健康管理正式列入《"健康中国2030"规划纲要》和《中国防治慢性病中长期规划（2017—2025年）》等系列章程，以期从生物—心理—社会医学等方面全方位、多角度地为慢病患者提供健康服务，实现"全覆盖、长周期、细粒度、高质量"的全民慢病健康管理与服务目标。

由于慢病人口基数大、发病时间长、慢病病因具有不确定性、治疗效果具有模糊性，其治疗目标是控制病情，而不是治愈疾病（Baynes，2020）；而且，慢病的发生、发展与病患的不良生活习惯密切相关，慢病有效控制的关键在于了解疾病和用药等各种慢病健康知识，掌握改变不良生活习惯的知识技巧，对各种危险因素进行积极干预，为慢病患者提供科学合理的健康促进、用药指导以及人文关怀，实现患者的自我健康管理（Nolte、Osborne，2013）。随着大数据、云计算、物联网、移动互联等现代信息技术的高速发展与融合，"互联网＋医疗"和人工智能的浪潮席卷全球，带动可穿戴设备等健康智能终端的快速发展，促进健康医疗相关产品的智慧化转型，以"自我健康管理"为核心的智慧健康服务模式成为解决慢病管理问题的一种有效途径（马费成、周利琴，2018）。依靠传统的"以疾病为中心的病后救治"模式难以解决不断释放的健康保健、慢病管理方面的问题，需要确立"以病患为中心"的医疗保健模型，统筹应对广泛的慢病健康影响因素，全方位、全生命周期地进行健康追踪与预测、疾病预防、病患健康管理以及个性化治疗，打造一体化智慧健康服务模式，如图 1－1 所示。

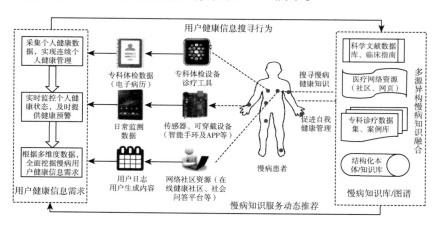

图 1－1　面向智慧健康的慢病知识管理与服务模式

　　智慧健康服务模式的核心在于有效发挥健康大数据的价值，对其产生的海量、多源异构慢病健康信息资源进行有效获取、组织、查询与分析，并将其成功应用于慢病知识管理与服务过程中。慢病知识是指慢病治疗过程中积累的成功经验、常识、合理用药、医疗保健知识等，对于慢病治疗和预防保健具有重要价值（Williams et al.，2018）。作为医生治疗的经验、病人康复的常识，慢病知识应该标准化，并且能够在医生和患者间得到广泛共享。大数据环境拓宽了慢病知识管理与服务的研究视角和研究内容，为慢病知识管理研究提供了新的思路。一方面，可以通过病患用户产生的专科体检数据、日常监测数据和用户日志等，实时监控个人健康状态、实现连续个人健康管理（Liang et al.，2015）；另一方面，可以通过用户在网络社区资源中的健康信息需求，为用户提供系统规范的慢病知识库/知识图谱，促进用户自我健康管理（Rehman et al.，2015）。但是，在当前大数据环境下，海量、多源异构健康信息资源的空间分布、内部结构、类型格式和表现方式等愈加复杂，致使人们很难从"信息碎片"中快速高效地鉴别、获取、分享和运用自己需要的慢病知识。具体表现在：（1）慢病患者的健康信息需求精准化获取缺失，现有关于慢病患者健康信息需求的研究还比较少见，慢病患者健康信息需求得不到满足；（2）海量、多源异构慢病健康信息资源泛滥，慢病知识表达不确定性和不一致性等问题，导致用户很难找到自己需要的慢病知识；（3）现有健康信息服务网站大多由企业主导，缺乏专业化的信息分类和慢病知识评估机制，尚未形成系统规范的慢病知识库。

　　因此，构建系统规范的慢病知识库是智慧养老平台建设过程中最重要的环节，而慢病患者的健康信息需求是推动多源异构慢病知识融合、实现慢病知识服务的前提。目前国外关于公众健康知识库的构建理论、质量评估、应用实施等研究都较为成熟，如全球知名的健康知识库 MedlinePlus（Miller et al.，2000）、WebMD（Deshpande、Abreu，2008）、罕见病知识库 Orphanet（Central，2008）、糖尿病健康教育知识库 Brainfood（Bell et al.，2006）等，都为公众健康咨询和决策提供有力支持和帮助。而国内关于慢病知识库方面的研究才刚刚起步，虽有一些有意义的理论探索（熊回香等，2020），但是还未形成有一定影响力、可以规模应用的慢病知识库，关于多源异构慢病知识融合方法、实现路径，以及慢病知识服务机制尚不清晰。基于上述背景，本书提出的研究问题与研究思路如图1-2所示。

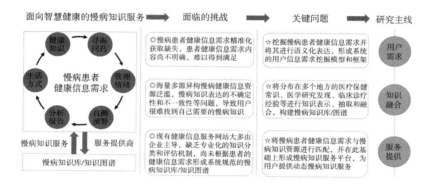

图1-2 本书的研究问题和研究思路

　　本书聚焦在慢病管理领域，以最常见的慢病——高血压为例，遵循"用户健康信息需求—多源异构慢病知识融合—慢病知识服务推荐"的逻辑主线，根据慢病用户的健康信息需求，将分布在互联网、科学文献数据库、专科诊疗数据集、结构化本体/知识库等多个地方的医疗保健常识、医学研究发现、临床诊疗经验、医学领域知识等多源异构慢病知识资源，通过语义 Web 技术、机器学习方法、人工智能技术等进行知识单元抽取、表示和融合，形成大规模可以解决具体领域问题的慢病知识图谱，为用户提供智能、高效的慢病知识服务。其中，最关键的问题就是要挖掘慢病用户的健康信息需求，发现多源异构慢病知识资源之间及其内在的语义关联，解决慢病知识资源的语义缺失问题；同时，将用户健康信息需求与慢病知识资源进行匹配，有助于实现不同属性关系、不同主题内容以及不同内涵外延的慢病知识内容的识别、关联和拓展，实现显性知识扩展和隐性知识发现，从而形成集概念语义、主题内容和用户需求为一体的立体化知识网络，为用户提供动态慢病知识服务。本书具有重要的理论意义和实践意义。

第二节　研究意义

理论意义：①从慢病用户健康知识需求的角度研究多源异构慢病知识融合，将用户需求、知识融合与知识服务结合，拓展了用户研究和知识融合研究视角；②基于实体语义关联视角，提出一套包含多源异构知识抽取、知识表示、知识融合过程的慢病知识图谱构建方法，不仅可以对已有知识融合理论和方法进行深入拓展和优化，还可以进一步迁移学习至其他慢病中，为其他领域的知识融合研究提供参考和借鉴；③将用户健康知识需求与慢病知识资源进行匹配和融合，可以促进慢病知识交流效率和知识服务能力，为精细化、个性化慢病知识服务推荐提供基础理论、方法和关键技术。

实践意义：①通过多源异构慢病知识融合，一方面可以解决普通公众术语和专业医学词汇之间的数字鸿沟问题，另一方面可以实现显性知识扩展和隐性知识发现，形成集概念语义、主题内容和用户需求为一体的立体化知识网络，为用户提供慢病知识服务。②构建的慢病知识图谱能够以图形化方式展示慢病领域核心概念之间的关系，对慢病知识体系进行系统梳理，帮助厘清慢病保健相关知识，从而为公众、医疗医护人员以及专业医疗机构等提供决策支持和个性化服务。③本书可以为政府决策者提供具有科学性的施政方案和权威性理论支撑，还可以促进卫生服务体系制定，有助于提升我国慢病管理水平，促进智慧健康服务模式创新，从而实现"共建共享、全民健康"的健康中国战略。

第三节　国内外研究现状

一　用户健康知识需求相关研究

健康知识需求是健康信息需求的延伸和深化，是用户为了消除健康知识方面的不确定性和不足而产生的一种更高层次的需求（张向先等，2018）。健康信息需求（Health Information Needs，HIN）是指用户为解决各种健康问题而提出的对医疗、预防、保健和康复等相关信息的需要，包括对信息检索工具、健康信息资源和健康信息服务的期待状态（Pian et al.，2019）。用户健康知识需求是推动多源异构知识融合、实现智慧健康知识服务的前提。研究用户的健康知识需求，可以为组织和管理知识内容、优化和创新知识服务模式提供支持。

目前，研究用户健康信息需求主要是采用调查法、观察法、实验法、归纳法等通过问卷或者实验的方式进行挖掘（张馨遥、曹锦丹，2010；李贺、张世颖，2014）。例如，Korjonen（2010）对英国和欧洲临床研究和开发专业人员的信息需求进行了调查，发现临床研究信息、药学信息、教育信息和职业发展信息是用户最重要的信息需求。Pian 等（2017）根据鼠标点击和眼动跟踪数据，调查三种用户（为自己搜索、为他人搜索、漫无目的搜索）的健康信息行为，发现用户健康信息需求与年龄、教育水平、信息的及时性等密切相关，通过鼠标点击行为可以准确区分不同用户的健康信息需求，从而实现精准用户推荐。徐孝婷等（2019）以在线健康社区的使用为例，采用先定性后定量的多元混合方法探索老年人用户的健康信息需求，先通过访谈方式挖掘有价值的信息，再利用问卷调查数据开展定量研究，从物理、认知和情感三大范畴构建了老年用户健康信息需求模型。这些研究通过传统问卷调查或实验方式，对各类型用户健康信息需求进行了初步调研和分类，但是这类方法的研究结果很大程度上需要依赖参加调研和实验的人员素质，存在很大的随机性和局限性。

另外一种比较受欢迎的方式是通过爬取在线健康社区上的用户发帖、回帖等内容信息，以及用户的点赞、回复、评论等行为数据来挖掘用户的潜在健康知识需求。Zhang 和 Zhao（2013）利用多维尺度分析和内容分析法对 Yahoo! Answers 上糖尿病相关提问和回答内容进行编码和可视化分析，试图揭示多任务、多线性的用户健康知识需求。Attard 和 Coulson（2012）从 4 个专门针对帕金森疾病的论坛中获取了 1013 条讨论信息，并采用数据驱动的主题分析方法对其进行分析，最后提炼出个人信息、交流经验、分享情感等主题。Ruthven 等（2018）通过内容分析方法，对 NetMum's 社区上新手妈妈们发布的 266 个帖子进行定性分析，揭示了三个主要类别的健康信息需求：一是如何为孩子创造积极环境的需求；二是母亲的人际交往和幸福感；三是孩子的成长和健康。这些研究为在线健康社区中的用户健康信息需求研究提供了方法和思路。

随着大数据技术的发展，通过大规模数据分析、建立用户画像模型等实证研究来挖掘用户的健康知识需求逐渐成为研究热点。传统健康信息传播模式已经不再适用，用户在医疗保健不同时间段采用不同的方式寻求健康信息，灵活性对于日益增长的用户健康信息需求至关重要（Ramsey et al.，2017）。张海涛（2018）等基于概念格从需求、角色、行为等维度构建 OHC 中的群体用户画像模型，揭示不同类型群体用户多维度的特征以及不同情境下的行为规律，并对医享网—糖尿病社区用户进行实证分析，为优化社区服务提供依据。在用户隐性健康信息需求挖掘方面，Song 等（2015）利用指数随机图模型对在线健康社区中的偏好网络进行了建模，发现网络结构、个人属性特征（如过去参与程度和活动程度）会对成员未来的偏好行为和表现产生积极影响。刘璇等（2017）以糖尿病在线健康社区——甜蜜家园网站为研究对象，构建 OHC 中的用户回帖有向网络，然后采用一种能够同时分析网络结构和节点属性的指数随机图模型 ERGM 分析该网络的影响因素和形成机制，进而挖掘用户隐性的健康知识需求。这些研究采用定性内容分析方法、指数随机图模型等，通过分析在线健康社区的主题内容、用户交流网络的形成机制等，来挖掘用户潜在的健康知识需求，为本书研究用户的健康知识需求提供借鉴和参考。

总的来说，现有关于用户健康知识需求的研究方法已经比较丰富，但是目前对用户健康知识需求的研究还未形成系统的研究范式，现有研究对象还比较狭窄，研究内容缺乏全面性，研究方法也未形成体系。

二　知识实体关系抽取相关研究

知识抽取（Knowledge Extraction）是开展知识融合的前提，也是构建领域知识库和知识图谱的首要任务。在医学知识抽取方面，主要涉及结构化、半结构化和非结构化数据的知识抽取，其中，面向非结构化大规模自由文档的知识抽取引起学者广泛关注，通常需要采用各种 NLP 技术和机器学习方法从中抽取实体和实体之间的关系（车海燕等，2013）。医学实体涉及疾病、药物、基因、蛋白质、化学成分、治疗、病因等，这些实体之间相互关联，如药物—疾病关系、疾病—基因关系、蛋白质之间的相互作用关系等。医学实体抽取是指从自然语言文本中识别出特定类型的医学命名实体，并将其以标准化形式表示出来的过程。

早期，通常采用基于字典匹配和专家规则方法抽取知识实体。根据医学领域专家经验来制定规则，同时根据已有医学词典（如公众健康词表 CHV、主题词表 MeSH Terms、SNOMEDCT 等）提高医学实体抽取的准确性和覆盖率，这种方法因操作简单且无须监督得到广泛应用（Wu et al.，2012）。但是随着大规模开放数据的应用，医学领域知识日新月异，专家经验和精力有限，难以及时更新；而且，医学领域词典构建比较困难，且覆盖面有限，导致该方法难以被应用于有大量新词或者语言表达差异较大的情况。目前，一般将该方法作为初步基线解决方案，辅助运用其他方法，以提高实体抽取准确率。

基于浅层机器学习的实体抽取通常是指采用统计和浅层机器学习方法，通过序列标注训练集、提取特征向量的方式，采用相关算法（包括支持向量机 SVM、隐马尔可夫模型 HMM、条件随机场 CRF、结构化支持向量机模型 SSVM 等）从假设空间中寻求局部或全局的最优解。该方法稳定性较好，性能也比较均衡，在医学领域实体识别和抽取中取得了较好的效果（Tang et al.，2012；Alshaikhdeeb、Ahmad，2016）。但是该方法的性能很大程度上取决于特征向量的提取和人工选择的结果，系统的泛化能力受到限制。而且，该方法在大规模语料中的实体抽取效果不佳。

近年来深度学习方法引起广泛关注，在医学领域实体抽取中取得较大进展。例如，Chen 等（2010）采用深度置信网络识别和抽取文本中的实体，效果优于传统浅层机器学习方法。Jagannatha 等（2016）采用深度循环神经网络在医学数据集上进行实体抽取和验证，进一步提高抽取效率。Huang 等（2015）提出 BiLSTM-CRF 模型，并指出该模型比 LSTM、LSTM-CRF、BiLSTM 等模型具有更好的泛化能力；王东波等（2018）指出 BiLSTM-CRF 模型在通用领域不同实体标注和抽取任务中能达到或接近最佳水平。Att-BiLSTM（Attention-Based Bidirectional Long Short-Term Memory Networks）模型是 Zhou 等（2016）是在 BiLSTM 模型的基础上，利用基于词和句子级别的注意力机制捕获表征实体关系的重要文本内容形成更高层次特征向量，在实体关系抽取过程中能取得较好效果。

总的来说，BiLSTM-CRF 模型和 Att-BiLSTM 模型在通用领域的不同实体与实体关系抽取任务中能达到或接近最佳水平。因此，本书将采用 BiLSTM-CRF 和 Att-BiLSTM 方法进行大规模医学文献和在线健康社区资源的实体和关系抽取。

三 多源异构知识融合相关研究

知识融合是针对知识的多源性、异构性和不确定性等问题而产生的知识获取和利用方法，在知识库构建、知识图谱构建等过程中发挥了重要作用。本书将从知识融合算法和实现路径等方面对相关研究进行综述。

传统知识融合算法大多从信息融合中衍化而来，与应用研究相交叉，在具体领域应用中加以实现。Xu 等（2009）利用最大熵模型分析基于本体的知识元素和语义相关度之间的关系，将融合知识度的概念与遗传退火算法应用于知识融合过程，以改善人口选择和遗传操作，并利用信息扩散理论来评价知识融合的准确性。张振海等（2014）通过收集不同专家的意见，并利用证据理论进行综合，表明基于专家知识融合的贝叶斯网络构造方法利用专家知识来限制学习算法的搜索条件，有效地缩小了搜索空间，利用证据理论综合多个专家知识，防止单个专家的主观片面性，能够有效地提高学习效率。邱均平和余厚强（2015）在其基础上，考虑知识具备的推理属性，加强从数据中抽取的知识与专家经验知识的结合，将知识融合实现路径概括为基于 D-S 理论、基于贝叶斯网络、基于语义规则和基于知识挖掘的知识融合。Smirnov 等（2015）研究决策支持系统中基于上下文内容的知识融合模式，在寻找最优路径和应急事件决策支持过程中实现知识融合算法的应用。王曰芬和岑咏华（2016）设计出一套有效的将知识生态要素与 DIKW（Data-Information-Knowledge-Wisdom）价值链相结合的知识融合流程，并将其划分为需求分析与问题提取、知识源采集与加工、知识抽取与表示、知识融合与进化、基于知识融合的服务与应用等层次。但是，这些知识融合算法和实现路径都关注于算法和路径本身，没有进行知识的结构化表示和定量计算，难以在操作层面上进行知识融合。

智慧服务时代，大数据和人工智能技术为知识融合提供了进一步发展的基础。作为知识管理和知识工程的一个重要组成部分，多源异构知识融合已经得到计算机科学（洪亮、马费成，2022）、知识工程（Bloch et al.，2018）和信息科学（Li et al.，2018）等领域学者的广泛关注，并逐渐在医疗健康领域（Sun et al.，2018）、金融领域（唐晓波、刘广超，2018）和图书情报领域（Thoma et al.，2017）得到应用和拓展。化柏林和李广建（2015）从信息之间的关系视角，将多源知识融合划分为基于关联关系、基于空间关系和基于时间关系的融合。Brahami 等（2015）提出一种用于活动过程的知识图谱动态融合新方法，一方面，基于知识图谱的图像表示和布尔建模；另一方面，融合算法依赖于"索引"类型的概念，允许通过地图节点类型合并知识地图，从而实现知识融合。林海伦等（2017）从知识融合的定义出发，介绍若干用于判断和评估融合前知识有效性、正确性和一致性的方法，然后从知识实体融合、关系融合和分类扩充三个方面对知识融合过程、融合方法和融合框架进行总结。Chen 等（2017）根据 Web 2.0 环境下不同知识背景和个体视角导致的对事物描述不同等问题，提出结构化知识表示元模型，并在此基础上将群体成员对事物认知观点抽象为不同的知识元，设计相应的群体论证任务对其进行一致性验证，在 Web 2.0 环境中实现了知识融合。

从上述研究可以看出，知识融合的算法和实现路径多种多样，但现有的研究比较宽泛，没有详细论述各知识融合算法和实现路径所对应的知识类型和具体的应用场景，缺乏可应用的、流程化的知识融合过程模型和实现路径。而且，知识融合属于一个交叉学科问题，应该根据具体的用户需求进行跨学科合作，在通用知识融合框架的基础上结合领域知识的特色，共同实现多源异构知识融合，为用户提供个性化、全方位立体的创新性知识服务。

四 知识图谱构建相关研究

知识图谱是知识融合结果的一种表现形式，而知识融合是知识图谱构建过程中的重要环节。作为人工智能的重要组成部分，知识图谱（knowledge graph，KG）自 2012 年被谷歌公司提出后，受到学术界和产业界的广泛关注。知识图谱以一种更接近人类认知世界的形式，将互联网信息描述为客观世界的概念、实体、事件及其间的关系，为人类更好地组织、管理和理解互联网信息提供一种有效方式（李涓子、侯磊，2017）。与早期语义网络相比，知识图谱更强调实体、实体的属性值之间的关联，而语义网络主要表达自然语言句子之间的关系；另外，知识图谱强调大规模多源异构数据中知识的融合，而语义网络大多是通过人工构建方式，数据来源和规模都比较有限（Zhou et al.，2016）。与本体相比，本体是面向特定领域的对共享概念模型的明确的形式化规范说明，本体的构建必须要有领域专家的参与（Gruber，1993）；而知识图谱是在本体的基础上，通过进一步填充知识资源形成的可以解决具体领域问题的大规模语义知识库。本体是知识图谱的基础骨架，而知识图谱是在本体的基础上形成的更加具体明确的上层建筑。本体为知识图谱的建立提供了基本的概念 schema，而知识图谱为本体的应用提供了具体场景；本体的使用者面向的是领域专家，而知识图谱面向的是公众的具体需求和领域问题。

目前常用的知识图谱构建方式主要有两种，一种是自顶向下通过从已有结构化知识库和半结构化百科网页等高质量数据中抽取本体和模式信息对知识库进行扩充；另外一种是自底向上借助现有先进技术手段，从多源异构可公开采集非结构化数据中提取出知识资源，对其进行评估和融合之后填充到知识库中。在知识图谱技术发展初期，通常采用自顶向下方式构建基础知识图谱，例如，Freebase（Bollacker et al.，2008）、DBpedia（Auer et al.，2007）等，都是采用自顶向下的方式从维基百科中抽取知识资源和模式构建而成。随着自然语言处理 NLP、机器学习、人工智能、知识表示学习等技术的不断成熟和完善，采用自底向上的方式构建知识图谱引起了人们的广泛关注，例如谷歌 Knowledge Vault（Dong et al.，2014）和微软 Probase 知识库（Wu et al.，2012）等，都是从公开的网络大数据中抽取知识对象构建、丰富和完善现有知识库。熊回香等（2019）利用跨媒体对象的高层语义标签信息，提出一种基于跨媒体数据内容的语义相关性分析模型，将多媒体文档中的同模态对象提取出来，挖掘不同媒体内容间的语义关系，构建跨媒体知识图谱。

知识图谱构建过程主要包括知识抽取、知识融合和知识应用等关键环节，涉及认知计算、自然语言处理、知识表示和语义推理、信息抽取、机器学习等相关技术（段宏，2016）。在知识抽取方面，主要涉及面向结构化、半结构化和非结构化数据的知识抽取，其中，面向非结构化数据的大规模自由文档中的知识抽取引起了学者的广泛关注，通常采用各种 NLP 技术和机器学习方法从中抽取实体和实体之间的关系（车海燕，2013）。在知识融合过程中，主要涉及命名实体识别、实体相似度计算、语义相似性计算、实体链接、本体对齐、实体匹配等过程（林泽斐、欧石燕，2013）。在知识应用环节，主要涉及知识存储、知识图谱的可视化展示，以及知识图谱的学习和推理等问题。王子涵等（2012）为了解决知识图谱的链接预测问题，提出一种共享变量的神经网络模型（LCPE），通过将实体和关系嵌入到向量空间中实现对链接的预测。

总的来说，知识图谱构建过程主要包括知识抽取、知识融合和知识应用等关键环节，涉及认知计算、自然语言处理、知识表示和语义推理、信息抽取、机器学习等相关技术。但是知识图谱的构建过程比较复杂，现有研究基本都只关注知识图谱构建的某个环节和某种技术手段，关于完整知识图谱构建过程和应用的研究还比较少见。

五　国内外研究述评

通过上述回顾和梳理可以发现，围绕用户健康知识需求、多源异构知识融合研究，以及知识图谱构建研究取得了丰硕的研究成果，为本书奠定了坚实的基础。现有研究存在的不足及研究切入点如表 1－1 所示。

表 1－1　　　　　　　　　　　研究总结

研究主题	现有研究不足	研究切入点
慢病用户健康知识需求研究	目前对用户健康信息需求的研究还未形成系统的研究范式，现有研究对象还比较狭窄，研究内容缺乏全面性，研究方法也未形成体系	融合情境语义信息构建用户健康信息需求模型，采用多元混合方法挖掘用户健康信息需求

续表

研究主题		现有研究不足	研究切入点
多源异构知识融合研究	知识实体关系抽取相关研究	现有知识实体抽取方法性能很大程度上取决于特征向量提取和人工选择结果，系统泛化能力受到限制。而且，该方法在大规模语料中的实体抽取效果不佳	BiLSTM-CRF 模型和 Att-BiLSTM 模型在通用领域的不同实体与实体关系抽取任务中能达到或接近最佳水平
	知识融合算法与实现路径研究	目前的研究没有聚焦到用户真正的知识需求，尚未形成通用性较强的知识融合框架，没有详细论述各知识融合算法和实现路径所对应知识类型和具体应用场景	构建面向慢病知识服务的多源异构知识融合框架，根据多源异构慢病知识资源中的实体语义关联，实现实体融合、关系融合和属性融合等过程
知识图谱构建相关研究		现有研究基本都只关注知识图谱构建的某个环节和某种技术手段，关于完整知识图谱构建过程和应用的研究还比较少见	在慢病领域顶层本体基础上，构建慢病知识图谱，为用户提供相应知识服务

综上所述，当前大数据环境拓宽了慢病知识管理研究视角和研究内容，为慢病知识融合研究提供了新的思路。在大数据环境下构建慢病知识管理体系，需要紧密结合用户的健康知识需求，将分布在互联网、科学文献数据库、专科诊疗数据集等多个地方的医疗保健常识、医学研究发现和临床诊疗经验等多源异构健康知识资源融合起来，为用户提供慢病知识服务。

第四节　研究内容与方法

一　研究内容

本书立足于图书情报学学科特色，以智慧健康领域的慢病知识管理和服务为基础，旨在借助一般、通用的知识融合理念、技术和方法，将分散的医疗保健常识、医学研究发现、临床诊疗经验、医学领域知识等多源异构慢病知识资源进行融合，从而为公众、医疗医护人员以及专业医疗机构等提供决策支持和个性化服务，全面提升我国慢病管理水平以及实现智慧健康服务模式的创新。

本书将遵循"用户健康信息需求—多源异构知识融合—慢病知识服务推荐"的逻辑主线，旨在解决以下几个问题：①根据智慧健康知识的来源和组织需求，构建面向智慧健康的多源异构知识融合模型与服务架构；②挖掘用户的健康信息需求，并对其进行语义化表达，为组织和管理智慧健康知识内容、优化和创新知识服务模式提供支持；③从多源异构的健康信息资源中抽取慢病健康知识，并对其进行主题内容挖掘和语义标注；④将从多源异构健康信息资源中抽取出的慢病知识进行融合，探索知识融合过程和实现路径；⑤将用户健康知识需求与健康知识资源进行匹配映射，构建智慧健康知识图谱，为用户提供智慧健康知识服务。

围绕上述研究目标，形成的研究框架如图 1 – 3 所示。

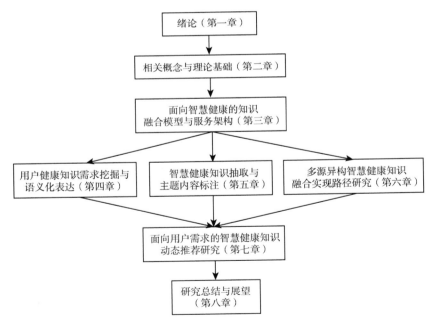

图 1 – 3 本书的研究框架

全文共分为八章，各章节研究内容如下：

第一章为绪论。在阐明研究背景的基础上，提出本书的研究问题，明确本书的理论意义与实践意义，梳理本书的相关研究现状，通过现有研究的不足明确本书的研究切入点、研究内容和方法，最后阐明本书的创新点。

第二章为相关概念与理论基础。首先对知识融合的定义和内涵进行总结和梳理，对与之相关的概念进行辨析，提出本书对知识融合的理解和界定，并将其应用在智慧健康领域的应用和实践中。其次，对用户健康知识需求概念和涉及的用户信息需求理论、本体理论，以及主题模型、深度学习方法、本体构建方法等进行阐述和介绍。

第三章为面向智慧健康的知识融合模型与服务架构。首先根据智慧健康知识的定义和来源，将其划分为疾病标准文档、生物医学文献、医疗网络资源、结构化本体（知识库）和专科诊疗数据集（案例库）等类型。其次根据大数据环境下普通公众对智慧健康知识服务的需求，分析多源异构慢病知识融合所面临的任务和挑战，以及知识融合的流程、目标和实现路径；在此基础上提出面向智慧健康的慢病知识融合模型与服务架构。

第四章为用户健康知识需求挖掘与语义化表达。用户健康知识需求是推动智慧健康知识融合、实现智慧健康知识服务的前提。研究用户的健康知识需求，可以帮助快速识别用户复杂多样、动态变化的潜在知识需求，为组织和管理智慧健康知识内容、优化和创新知识服务模式提供支持。本书主要以在线健康社区为例，分析国内外典型在线健康社区中用户健康知识需求的类型、层级结构和演化模式，根据用户交流内容挖掘和识别在线健康社区中用户的健康知识需求，并将其进行语义化表达，为后续基于用户健康知识需求开展智慧健康知识融合和知识服务推荐奠定基础。

第五章为智慧健康知识抽取与主题内容标注。知识抽取是开展知识融合的前提，也是构建领域知识库和知识图谱的首要任务。本章旨在根据智慧健康知识的分类，描述从结构化医学本体（知识库）、半结构化网页百科资源和非结构化自由文档中抽取智慧健康知识的任务和流程；以与高血压相关的非结构化生物医学文献为例，分别采用传统的生物医学文献知识抽取和术语关联方法，以及深度学习方法等对其进行知识抽取和关联挖掘，并将抽取出的知识进行内容分析和语义标注，为下一步知识融合研究奠定基础。

第六章为多源异构智慧健康知识融合实现路径研究。知识融合的目的是将从多源异构健康信息资源中抽取出的知识进行合并和融合，形成可以解决具体领域问题的知识库或知识图谱。首先，本章以慢病领域的高血压疾病为例，基于 DO 疾病本体和《中国高血压防治指南 2010》构建高血压领域顶层本体；其次，根据从大规模生物医学文献中抽取出的实体—关系图谱形成高血压领域经验知识本体；最后，将高血压领域顶层本体和高血压领域经验知识本体进行合并和融合，探索多源异构知识融合的过程和实现路径。

第七章为面向用户需求的智慧健康知识动态推荐研究。在构建智慧健康领域知识图谱之前，将挖掘出的用户健康知识需求与智慧健康知识资源进行匹配；然后，在智慧健康领域本体的基础上，填充从多源异构健康信息资源中抽取出的知识资源，形成可以解决具体领域问题的大规模语义知识库，即智慧健康领域知识图谱，为用户提供智能化的智慧健康知识服务。

第八章为研究总结与展望。本章主要阐明了研究的主要结论、研究贡献与局限性，以及未来研究展望。

二　研究方法

（一）内容分析法

内容分析法是一种半定量研究方法，主要通过将媒介中的文字、图片、声音、行为模式等非量化的信息进行编码、解码，转化为可以量化的定量数据，并在此基础上借用各种统计分析方法来分析信息表征出的某些特征。本书将采用内容分析法将用户发布的文本信息转化为定量数据，并将其划分为不同类目，总结归纳慢病用户的健康知识需求。

（二）社会网络分析方法

社会网络分析（Social Network Analysis，SNA）是一种以图形化方式研究行动者之间关系的研究方法，主要用于分析大规模知识网络的一些主要拓扑结构特征。本书将利用社会网络分析方法对生物医学文献知识网络的结构特征进行分析，通过计算 k-core 参数、聚集系数、模块度等网络指标对知识网络进行层级划分，然后采用定量分析方法计算各层知识实体和概念术语之间关联。

（三）机器学习方法

机器学习是一种综合性研究方法，涉及概率论、统计学和算法复杂度理论等多门学科，在自然语言处理 NLP、数据挖掘、特征识别和实体分类等方面有广泛应用。本书利用深度学习方法 BiL-STM-CRF 和 Att-BiLSTM 模型自动化抽取大规模生物医学文献、在线健康社区中的实体和关系；然后采用表示学习（Embedding）方法，将实体—关系映射到低维嵌入空间，通过在嵌入空间中寻找合适的能量函数来学习实体的嵌入表示，同时利用实体的嵌入表示表达实体之间的关系，进而判断两个描述实体的关系是否为同一种关系。

（四）图模型方法

本书利用图模型的理论和方法，采用图数据库 Neo4j 对抽取的慢病知识实体和关系进行存储，并在此基础上构建慢病知识图谱；然后利用 Jena、D2RQ 等工具，将知识图谱转为 RDF、OWL、JSON-LD 等格式，支持数据访问和 SPARQL 查询；同时，采用主流 Web 技术 Linux、PHP、Apache 等开发基于慢病知识图谱的慢病知识服务平台，用于知识检索与知识图谱展示。

第五节　研究特色与创新之处

有别于以往图书情报领域的知识融合研究，本书聚焦在慢病管理领域，以慢病患者为研究对象，从用户健康信息需求的角度研究知识融合，拓展了用户研究和知识融合研究视角。本书首先提出融合情境语义的慢病用户健康信息需求挖掘模型，将其以基于本体的知识表示方式进行语义化表达，形成慢病用户健康知识需求库；其次，基于实体语义关联视角，一方面，将分布在互联网、生物医学文献数据库、专科诊疗案例库、结构化本体/知识库等多个地方的医疗保健常识、医学研究发现、临床诊疗经验、医学领域知识等多源异构慢病知识资源，通过语义 Web 技术、机器学习、人工智能等技术手段进行知识单元抽取、表示和融合，形成慢病知识图谱；另一方面，通过计算用户健康知识需求库和慢病知识图谱中的实体语义关联，将相同知识资源/实体进行匹配和链接；实现面向用户需求的慢病知识服务动态推荐。本书的创新之处在于：

（1）从用户健康信息需求角度研究多源异构慢病知识融合，提出融合情境语义信息的慢病用户健康需求挖掘模型。为了全面多维度地刻画慢病用户的健康信息需求，本书综合考虑慢病用户在在线健康社区和社会问答平台等网络资源中的线上信息搜寻行为、慢病用户在医院和诊所等地方进行专科体检和诊疗过程中的线下咨询记录，以及慢病用户通过智能穿戴设备监测到的日常健康状态等场景中产生的健康信息需求，融合慢病用户所处情境信息本身的语义关系，采用多元混合的方法挖掘慢病用户的健康信息需求，体现研究视角创新。

（2）基于实体语义关联视角，探索多源异构慢病知识融合模式与实现路径。通过计算抽取出的知识实体间的语义相似度，将相同实体进行消歧、链接，将不同实体进行分类标注，从而实现多源异构慢病知识资源的融合；有别于以往宽泛地研究知识融合的理论和框架，本书以一种更加具体的研究场景和更加可操作性的视角，提出面向慢病知识服务的多源异构知识融合框架，为其他领域知识融合研究提供了一种新的思路和方法。

（3）基于实体语义关联计算，将用户健康知识需求与慢病知识资源进行匹配，实现面向用户需求的慢病知识服务动态推荐机制。本书在多源异构慢病知识融合的基础上，构建了一个可以解决具体领域问题的慢病知识图谱；通过计算用户健康知识需求库和慢病知识图谱中的实体语义关联，将相同知识资源/实体进行匹配和链接；实现面向用户需求的慢病知识服务动态推荐，体现应用创新。

第二章　相关概念与理论基础

　　知识融合作为知识管理和知识工程的一个重要组成部分，已经得到计算机科学、知识工程和信息科学等领域学者的广泛重视。由于各学科领域的专业特色和知识本身的复杂性，以及知识融合理论的独立性、完整性和科学性，目前学术界对知识融合的概念还未形成统一的界定和理解。本书首先对知识融合的定义和内涵进行总结和梳理。其次，对与之相关的概念进行辨析，提出本书对知识融合的理解和界定，并将其应用在智慧健康领域的实践中。在此过程中，涉及用户信息需求理论、本体理论，以及主题模型、深度学习方法、本体构建方法等在用户健康知识需求挖掘、大规模智慧健康知识抽取、多源异构智慧健康知识融合等过程中的应用。

第一节　知识融合定义

　　知识融合涉及的研究领域比较广泛，其内涵和外延随着应用领域的不同、用户需求以及外部环境的变化而有所差异。本章归纳了一些现有关于知识融合定义的典型表述，如表2-1所示。

表 2 - 1 知识融合定义的典型表述

作者	年份	知识融合定义	融合对象	融合过程	融合结果
Preece 等	2000	从众多异构网络数据源中搜寻和抽取知识，并将其进行统一模式转换的过程，目的是将融合的知识应用于某一个领域问题的求解	网络资源、资源中的知识	知识抽取、转换和融合	为问题提供解决方案
Smirnov 等	2015	知识融合的目标是产生新的知识，对松耦合来源中的知识进行集成，用来补充不完全的知识和产生新知识	松耦合来源、资源中的知识	知识集成、合并	合成资源
缑锦	2005	通过对分布式数据源和知识源进行组织和管理，结合应用需求对知识元素进行转化、集成和融合等处理，从而获取有价值或可用的新知识，同时对知识对象的结构和内涵进行优化，提供基于知识的服务	分布式异构数据源和知识源、知识元素	对知识元素进行组织、管理和优化	有价值或可用的新知识
徐赐军	2010	知识融合是在知识层面上进行知识交互和知识发现的过程，其关键问题是使知识具有正确的含义和合理的结构，且适用于解决实际问题	本体库、知识库、元知识集	元知识集构建、测度指标确定、融合算法设计	衍生知识库
Dong 等	2015	知识融合是指对网络大数据中获取的多源异构、语义多样、动态演化的知识进行冲突和一致性检查，将验证正确的知识组织成知识库，提供全面的知识共享	多源异构知识	冲突和一致性检查，对齐关联、合并计算	知识库
唐晓波和魏巍	2015	知识融合是知识组织与信息融合的交叉学科，它面向需求和创新，通过对众多分散、异构资源上知识的获取、匹配、集成、挖掘等处理，获取隐含的或有价值的新知识，同时优化知识的结构和内涵，提供知识服务	传感器获取的数据和信息，规则、经验、思想	获取、匹配、集成、挖掘等处理	隐含的或有价值的新知识
刘晓娟 等	2016	面向知识服务和解决问题，以多源异构数据为基础，在本体库和规则库的支持下，通过知识抽取和转换获得隐藏在数据资源中的知识因子及其关联关系，进而在语义层次上组合、推理、创造出新知识的过程，并且这个过程需要根据数据源的变化和用户反馈进行实时动态调整	多源异构数据中的数据、信息和知识	知识抽取和转化，组合、推理、创造	新知识
林海伦 等	2017	知识融合建立在知识获取的基础上，研究重点是如何刻画开放网络知识的质量，消除知识理解的不确定性，发现知识的真值，将正确的知识更新扩充到知识库中	网络大数据中的数据、信息和知识	知识获取、知识评估、知识扩充	知识库

从表2-1中可以看出，早期知识融合的定义主要是 Preece 等（2000）提出的，将知识融合定义为从众多异构网络数据源中搜寻和抽取知识，并将其进行统一模式转换的过程，目的是将融合之后的知识应用于具体领域问题中，为用户提供解决方案。随后，Smirnov 等（2015）指出知识融合的目标是产生新的知识，对松耦合来源中的知识进行集成，从而补充不完全的知识和产生新知识。缑锦（2005）认为知识融合是结合应用需求对分布式数据源和知识源进行组织和管理，从而获取有价值或可用的新知识，提供基于知识的服务。徐赐军（2010）认为知识融合是在知识层面上进行知识交互和知识发现的过程，其中最关键的问题是使知识具有正确的含义和合理的结构，且适用于解决实际问题。Dong 等（2015）将知识融合定义为对网络大数据中获取的多源异构、语义多样、动态演化的知识进行冲突和一致性检查，将验证正确的知识组织成知识库，从而提供全面的知识共享。唐晓波和魏巍（2015）认为知识融合对象不仅包括通过传感器获取的各种数据和信息，还包括知识库中的各种概念、关系、模型、方法、经验、思想等，知识融合的目的是将隐含的或有价值的新知识进行获取、匹配、集成、挖掘等处理，从而优化知识的结构和内涵，提供知识服务。刘晓娟等（2016）将知识融合定义为在语义层次上进行组合、推理和创造新知识的过程，涉及本体库和规则库的构建、多源异构数据源的实时更新和用户的动态反馈等过程。林海伦等（2017）将知识融合定义为建立在知识获取基础上的、刻画开放网络知识质量、消除知识理解的不确定性的一种手段，融合结果是将正确的知识更新扩充到知识库中。

从上述对知识融合定义的描述可以看出，知识融合是一个跨学科的研究领域，主要涉及计算机、信息科学、图书情报等不同学科领域的理论和技术方法。尽管不同的学者对知识融合概念理解的侧重点有所区别，但基本形成一定共识：①知识融合对象是不同来源的知识及其依附的载体，随着多种类型数据资源的出现，大数据环境下的知识融合对象具有多源异构性和动态高噪性等特点；②知识融合过程涉及知识抽取、知识表示、知识转换、知识合并等；③知识融合结果是产生有效的新知识或者是根据用户需求提供解决方案，通常对现有知识库进行扩充。在知识融合过程中，更注重知识源的规范化、知识表现规则的完备化等方面的研究；在知识服务过程中，强调隐性知识的融合及其产生的影响。

第二节　知识融合概念辨析

由于各学科领域的专业特色和知识本身的复杂性，目前学术界对知识融合的概念尚未形成统一的界定和理解，导致与之相近的概念，包括信息融合、数据融合、知识集成、知识整合、知识聚合等，被大量混用在不同的研究和分析中。

一　知识融合 VS 信息融合 VS 数据融合

从研究对象层面来看，知识融合的发展经历了"数据融合→信息融合→知识融合"的过程，但这三个概念并不是完全独立的，所涉及的对象和内容有很大程度的交叉。在实践中，"数据""信息""知识"在表述上没有严格地加以区分，有时甚至可以交替使用，但关于这三个概念间的区别有一个普遍的共识：数据是指纯粹的、没有经过加工处理的事实或数字；信息是经过加工处理之后的数据；而知识是对信息经过学习、理解、思考、推理之后的结果（Leidner，2001）。

数据融合（Data Fusion）的概念大多出现在计算机科学和工程科学研究领域，Bleiholder 和 Naumann（2008）认为数据融合是将现实世界中同一对象的不同表现形式融合为单一的、连贯的和无误的表现形式。在数据融合过程中，同一对象的重复表现形式被合并为单一形式，同时，数据中存在的矛盾之处也在经过选择判断之后得到消除。数据融合是数据集成过程的最后一个步骤，在数据融合开始之前，来自不同数据源的数据已经经过数据模式转换和重复数据内容确认的过程。Dong 等（2015）也同样认为数据融合是数据集成的步骤之一，是通过发现和消除"脏数据"而提高集成数据正确性的处理过程。在消除被集成数据的重复性、不一致性和错误性方面，数据融合与数据清理在概念上有着相似的内涵。

信息融合（Information Fusion）在学术界和工业界得到了广泛的关注，是一个多学科交叉的研究领域。很多信息融合的研究都与军事领域有关，其中典型定义认为：信息融合是研究和利用各种计算机技术将多源异构的、具有时间和空间特性的三元世界中的信息进行转换、合并、集聚成为一种能为人或自动决策服务提供有效支持的表现形式（潘泉等，2012；Balazs、Velsquez，2016）。信息融合的本质是模拟人或者动物用大脑来综合分析各种感官所获得信息的能力，目的是获得对事物理解和认知，从而促进用户决策。随着研究的深入和扩展，各种类型的数据库、传感器、仿真器或人类活动所产生的数字、文本、图像、语义本体等信息也逐渐成为信息融合的研究内容。Snidaro 等（2015）提出基于内容（Context-based）的信息融合的概念，指出在进行决策和规划的时候，影响决策的关键因素往往没有明显地表现出来，而是隐藏在事件周围环境和当前状态之中，基于内容的信息融合就是在决策的时候要考虑这些隐藏在上下文及周围环境中的隐性决定因素，并将信息内容进行重新表达和挖掘，最终成为供决策者在进行决策判断时使用的信息和知识。

知识融合（Knolwedge Fusion）的内涵和外延随着应用领域的不同、用户需求以及外部环境的变化而有所差异。在军事、医疗健康等学科领域，通常将知识融合看作信息融合的高级阶段，融合对象通常是指从物理层（如传感器）获得的数据转化而成的信息；而在计算机、管理学、图书情报学等领域，通常将知识融合理解为波普尔三个世界理论中的第三世界，即科学视角下的知识。知识融合的对象不再局限于传感器中获取的信息，而是从多源异构信息源中抽取的各种知识，包括各种方法、专家经验和知识库等，应用范围非常广泛。

相关学者对数据融合、信息融合和知识融合的概念进行了辨析，例如，祝振媛和李广建（2017）对三者的发展渊源、研究演进和应用趋势进行梳理，指出数据融合强调多源异构网络数据的集成，以及对多传感器与影像数据的融合；信息融合强调多传感器的信息处理与整合；而知识融合更加关注语义和资源间关系的组织和表达，强调本体、知识库建设与知识地图构建等方面。Dong 等（2015）分析知识融合与数据融合的区别与联系，认为数据融合的任务是从多个不同来源数据集中，识别观测数据项的真值及其可靠性，而知识融合是从多源信息传感器中识别真正的实体—关系—属性三元组。如果把数据融合的输入理解为一个二维平面，那么信息融合就是在数据融合的基础上加入多源传感器的三维立体空间，而知识融合就是在信息融合基础上加入语义关联的多维知识图谱，三者之间的关系如图2-1所示。

综上所述，本书认为数据融合是对信号级、像素级的原始数据进行去重消噪、降低不确定性，提高精确度和可靠性的过程；信息融合是对多源的原始数据进行特征提取，并进行深入评估和判断，消除数据内容之间的矛盾，从而提高融合信息的一致性和可信度，为决策者提供局部的决策支持；数据融合和信息融合分别是对原始数据在数据级和特征级上的低层次融合，知识融合是高层次的决策级融合，涉及隐藏信息的挖掘、决策条件的推理和判断，以及融合过程的评估和优化等过程。

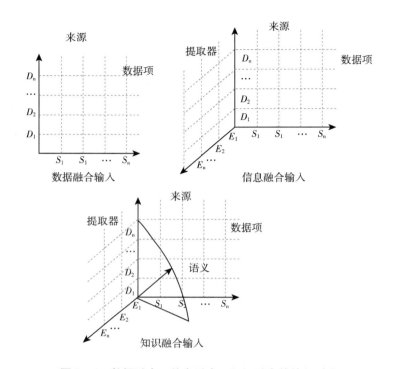

图 2 - 1 数据融合、信息融合、知识融合的输入对比

二 知识融合 VS 知识集成 VS 知识整合

知识融合与知识集成/整合（Knowledge Integration）的研究对象都是特定领域的"知识"。从字面意思理解，"集成/整合"是对多个孤立、分散的事物或元素通过某种方式集中、整合在一起，形成一个统一有机整体的过程；而"融合"则是将多个个体对象进行抽取、转换之后，重新组合汇聚成为一个新的完整对象的过程。"集成/整合"注重聚集与合并，而"融合"比较注重融汇和重组，更加强调新知识的产生。

国内外学者从不同角度对知识集成/整合进行了定义，Bohlouli 等（2005）研究了基于大数据分析平台的知识集成架构，将知识集成/整合定义为通过对不同层次的知识进行获取、表示、聚集和合并，以实现知识创新的过程，从而为智能化的知识检索提供服务。马彪（2007）指出知识集成/整合的主要目的是打破知识壁垒，将多源异构知识资源聚集在一起，解决知识孤岛问题，帮助用户快速识别、获取所需要的组织内外部知识，提高知识共享效率和组织的持久竞争力。彭小宝和宋伟（2008）将知识集成/整合定义为对不同结构和来源的知识进行捕获、共享和集成，为用户提供统一的知识访问界面和接口，运用群体智慧提高知识创新和服务能力。

综上所述，虽然学者们给出的知识集成/整合和知识融合的定义有着相似的过程，但两者在概念内涵上还存在差异。知识整合/聚合是指通过整顿、协调和重新组合，优化资源组合的存在状态，把各个相对独立的资源结合为一个新的有机整体，其目标是解决资源的信息冗余、内容重复和一次、二次文献脱节等问题。而知识融合是知识集成/整合的高级阶段，是对集成的、不同来源的知识进行分解、匹配、清理和重组，并根据问题域的定义和用户的需求，建立知识关联和知识链接，形成新的知识对象的过程。知识融合是在知识集成/整合结果上的进一步知识推衍、发现和创新，是知识集成/整合的更高级阶段。知识融合不需要保留原有知识集成/整合结果中的全部知识概念和实体关系等，可以根据用户的知识需求和具体领域问题，对知识结构和内容进行重新构造和融合组织。

三　知识融合 VS 知识聚合

在图书情报领域，相关研究逐渐实现从资源整合/知识整合到资源聚合/知识聚合转变。"聚合"（aggregation）概念来源于化学领域，是指将分散、无序的知识元素（三元组等）按照一定的关联关系组织成为一个全面立体的有机整体的过程，这一概念从 2011

年起引起了学者们的广泛关注。李亚婷（2016）将知识聚合定义为基于知识单元的内外部特征和知识关联，结合用户的知识需求，将分散、无序的多源异构知识资源经过智能化的知识处理方法进行凝聚和组合，形成全面系统的知识体系，为用户提供知识服务。张建红（2016）指出知识聚合的主要目的是探索知识资源中的语义关联，并运用重构、类聚等方式将存在语义关联的知识碎片聚合成一个有序整体。毕强和王传清（2015）将知识聚合定义为通过大数据技术、机器学习方法和人工智能等技术对知识资源中的隐性知识关联进行挖掘和分析，并在此基础上构建具备一定知识性、系统性、完整性、便利性等特点的多维度、多层次、相互关联的知识体系。虽然学者们对知识聚合的定义略有差异，但是都侧重于利用多粒度知识单元之间的关联进行知识资源的多维组合。目前，知识聚合被广泛应用于文献资源聚合（邱均平、季元魁，2014；毕强等，2014）、政府信息集成（Bond、Goldstein，2015）、社会化推荐（胡昌平等，2010；胡媛、胡昌平，2016）和市场营销（Hu、Wallace，2016）等过程中。

将知识聚合和知识融合从概念、数据来源、研究对象、研究方法、研究结果和应用等方面进行对比分析，归纳如表2－2所示。

表2－2　　　　　　　　　　知识聚合 VS 知识融合

对比维度	知识聚合	知识融合
概念	通过建立各知识单元之间的不同联系，形成相互关联的知识体系。强调对资源内容关联的发现和利用	通过从多源异构资源中提取知识单元，将其经过处理之后形成新的、有效的知识资源，为用户提供解决方案。强调知识经过处理之后产生的新变化
数据来源	馆藏文献资源—网络社区资源—海量数字资源	不同来源的知识及其依附的载体
研究对象	用户、资源、词语、知识关联；内容、情景、关系等	实体、关系、属性、概念等，人类经验、思想等

续表

对比维度	知识聚合	知识融合
研究方法	基于情报检索语言的知识聚合 基于知识网络的知识聚合 基于本体和语义网的知识聚合 基于主题的知识聚合	传统的知识融合算法 基于本体和语义规则的知识融合 基于知识图谱构建过程的知识融合
研究结果	集概念主题、学科内容和研究对象实体于一体的立体化知识网络	面向具体领域问题的知识库或知识图谱
应用	知识获取、知识推荐、知识发现	语义检索、智能问答、可视化决策支持

在概念层面上，知识聚合和知识融合有着相似的内涵。但是知识聚合更注重于挖掘知识单元间的关联关系，强调知识关联体系的构建；而知识融合则是通过从多源异构资源中提取知识单元，将其经过处理之后形成新的、有效的知识资源，为用户提供解决方案，知识融合更强调知识经过处理之后产生的新变化。

在数据来源和研究对象层面，知识聚合的研究最初集中在馆藏文献资源的聚合和组织方面，随着聚合层次的逐渐深入和聚合场景的不断延伸，资源聚合经历了从信息聚合到知识聚合，从馆藏资源知识聚合到网络社区知识聚合，再到海量数字资源知识聚合的逻辑顺序。陈果等（2017）将知识聚合的研究对象细分为知识单元与知识关联两个方面，包括用户、资源、词语和知识关联；而曹树金和马翠嫦（2016）根据聚合的情景、关系和信息粒度的大小，将聚合模式划分为情景、语义、引用、社会网络聚合和粒度聚合五种主要模式。而知识融合自提出开始一直都强调知识来源是多源异构的数据资源；并且知识融合的对象是知识，通常将其表示为实例、属性、域集、关系和概念五元组的形式（周利琴等，2018a），另外，知识融合对象还可以包括人类的经验、思想等（周芳等，2013）。

在研究方法层面，知识融合和知识聚合有一定相似性和交叉。

例如，知识聚合方法通常包括基于情报检索语言的聚合（Abel 等，2009）、基于本体和语义网的聚合（贺德方、曾建勋，2012）、基于社会网络分析的聚合（毕强等，2014）和基于主题的知识聚合（成全、周兰芳，2018）等。而知识融合方法通常包括传统的知识融合算法、基于本体和语义规则的知识融合和基于知识图谱构建过程的知识融合。

在研究结果应用层面，知识融合和知识聚合都是为了形成满足用户的需求、便于用户查询、检索的知识网络和知识图谱，为用户提供知识服务。知识聚合的结果可以用于知识获取、知识推荐和知识发现，而知识融合形成的知识图谱或知识库可用于语义检索、智能问答和可视化决策支持。

综上所述，通过对知识融合定义和内涵及相关概念进行辨析，本书将知识融合定义为：面向用户需求或具体领域问题，将不同来源的知识及其依附的载体，通过一定的方法和技术手段对其进行知识抽取和转换，获得隐藏在知识源中的知识单元及关联关系，进而在语义层面上进行知识组织、分析和合并，以形成可以解决具体领域问题的知识库/知识图谱，为用户提供更加智能化的知识服务。

第三节　用户健康知识需求

健康信息需求（Health Information Needs，HIN）是用户信息需求理论在健康领域的拓展和应用，健康知识需求（Health Knowledge Needs，HKN）是健康信息需求的延伸和深化，是用户为了消除健康知识方面的不确定性和不足而产生的一种更高层次的需求（张向先等，2018）。本书在挖掘用户健康知识需求的过程中，需要借鉴用户信息需求理论中的信息需求语境模型、信息需求状态和类型对用户的健康知识需求进行层级划分和动态演化分析。

一　信息需求语境模型

信息需求是指用户对信息内容和信息载体的一种期待状态，包括对信息客体的需求、对信息检索工具和信息系统的需求以及对信息服务的需求（唐嫦燕，2006；黄清芬，2004）。随着网络环境和信息技术的不断发展，用户的信息需求逐渐呈现出由单一性向多样化转变、由查询性向知识性转变、由滞后性向新颖性转变、由静态向动态转变的趋势（严秀芬、杨少贤，2004）。网络环境下，用户信息需求主要有以下几个特点：①内容多样，全面实用；②获取方便、准确度高；③能够及时动态更新和获取；④个性化、不平衡（李贺、张世颖，2014）。马斯洛需求层次理论认为用户的需求由低到高可以划分为生理需求、安全需求、社交需求、尊重需求和自我实现需求（马斯洛，2003）。其中，知识需求和信息需求存在于每种层次的需求之中，需求程度各不相同且处于不断演化的状态。

信息学家威尔逊（Wilson，1981）建立了一个信息需求语境模型，认为信息需求受到个体、角色和环境等语境的影响，如图 2-2 所示。其中，用户是信息需求者和活动主体；信息资源是活动的客体，为用户提供信息服务；用户通常会借助媒体、技术／工具等媒介来搜寻信息服务。郭路生等（2017）在此基础上，基于 ZACH-MAN 架构思想从主体、活动、时间、空间、动机和内容 6 个维度对应急信息需求进行分析，该架构有利于全面把握用户需求从而实现合理的资源配置。

二　信息需求状态和类型

目前关于信息需求状态和类型的分类，最常见的是 Taylor 的信

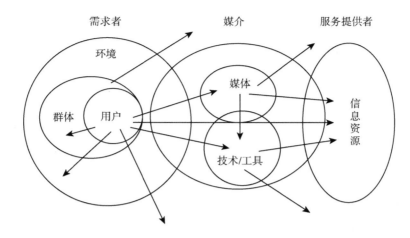

图 2 - 2 威尔逊信息需求语境模型

息需求分类模型。Taylor（1962）将用户的信息需求划分为：①内在需求（Visceral need），即实际存在的客观状态信息需求；②意识需求（Conscious need），即用户意识到的需求，可以用比较粗糙、模糊的语言或词语来概括；③形式化需求（Formalized need），即用户用文字、检索式、音频等形式化方式表达出来的信息需求；④折中需求（Compromised need），即用户的需求不能被人或者机器完全理解的信息需求。其中，内在客观状态需求和意识层次知识需求是用户的隐性需求，形式化需求和折中需求是用户的显性需求。

另外，从信息需求的状态来看，Kochen 和 Specker（1990）将用户信息需求的状态划分为：① 信息需求的客观状态；② 信息需求的认识状态；③ 信息需求的表达状态。邓胜利和孙高岭（2009）在其基础上进一步细分，并采用集合的理论来推导这三种状态之间的关系，如图 2 - 3 所示。

其中，S_1 表示用户信息需求的客观状态，S_2 表示用户信息需求的认识状态，S_3 表示用户信息需求的表达状态；区域 1 表示用户客观的信息需求被准确认识并表达出来；区域 2 表示用户客观的信息

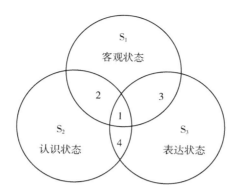

图 2-3　用户信息需求的状态

需求被准确认识但未能表达出来；区域 3 表示用户客观的信息需求被表达出来但未能被准确认识；区域 4 表示认识并被表达出来的非客观信息需求。信息服务的终极目标就是让这三个状态的需求相互重合，使更大的客观信息需求被准确认识并表达出来。在此基础上，Ingwersen（1996）标注了三种用户信息需求：验证性信息需求（verificative information need，VIN）、有意识的主题信息需求（conscious topical information need，CIN）和混乱的主题信息需求（muddled topical information need，MIN），并将其应用到在线信息搜索上下文中。Reijo（2012）将信息需求划分为行为情境（日常行为，包括时间因素与空间因素，信息需求不明确）、任务情境（任务执行和问题解决过程）和对话情境（可以认识到的、具有动态性）。

第四节　主题模型

主题模型是挖掘文本中潜在主题的重要工具，也是机器学习领域基于概率统计模型所得出的主题发现方法，其被广泛应用于自然语言处理、文本挖掘、信息检索等领域（周利琴等，2018b）。现有的主题模型主要包括参数贝叶斯模型 LDA（Latent Dirichlet Allocation）及其衍生模型与非参数贝叶斯模型 HDP（Hierarchical Dirichlet Process）及其衍生模型。本书主要采用主题模型挖掘在线健康社区用户发帖内容中的潜在主题，通过主题内容表征用户表达出来的显性健康知识需求；另外，主题模型还应用在大规模医学文献中实体—关系图谱的主题内容挖掘、语义标注和知识表示过程中，为多源异构知识融合打下坚实基础。

一 LDA 主题模型

LDA 主题模型是 Blei 等（2003）在 Hoffman（1999）提出的概率潜在语义索引（Probabilistic Latent Semantic，PLSI）基础上提出的。在 LDA 主题模型中，假设文档集中存在 K 个潜在主题，主题被表达为词项的概率分布，而文档被表达为主题的概率分布，以词袋表示每篇文档。Griffiths 和 Steyvers（2004）又给文档—主题分布和主题—词汇分布施加 Dirichlet 先验分布，通过 K 维随机变量表示文档的主题分布，模拟文档的生成过程。完整的图模型如图 2-4 所示。

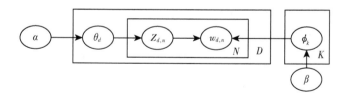

图 2-4 LDA 主题模型的图模型

图模型中的 Z 表示主题变量，w 表示词变量，d 表示文档变量；N 表示文档中词汇数量，D 表示文档集中的文档数量，K 表示主题数量；θ 表示文档—主题分布，α 是 θ 的超参数，φ 表示主题—词汇分布，β 是 φ 的超参数。

LDA 主题模型的文档生成过程如下：

根据φ_k对主题进行抽样，$\varphi_k \sim Dir（\beta）$；

选择一篇文档d，$d \sim P(d)$；

根据θ_d对主题分布进行抽样，$\theta_d \sim Dir(\alpha)$；

文档d中的词汇$w_{d,n}$的生成过程如下：

选择一个主题$z_{d,n}$，$z_{d,n} \sim multinominal（\theta_d）$；

从主题$z_{d,n}$中选择词汇$w_{d,n}$，$w_{d,n} \sim multinominal(\varphi_k)$。

LDA 主题模型是典型的参数贝叶斯模型，主要根据词项在文档中出现的频率，抽取出语义相关的主题集合，从而挖掘文档集的潜在主题。现有文献中所提到的主流主题模型一般是指 LDA 及其衍生模型，例如 Mimno 和 McCallum（2012）提出的 DMR（Dirichlet-multinomial Regression）多项回归主题模型、Yan 等（2013）提出的 BTM（Biterm Topic Model）词对主题模型等。这些衍生模型将文本的实践和内容信息结合起来，解决了原始 LDA 主题模型无法描述文本主题演化的问题。但是，以 LDA 为基础的主题模型需要人为预先设定主题数目，在没有足够先验知识的前提下，很难准确把握主题的数目，而且在各事件的演化过程中，主题数目是不断变化的。这个缺陷限制了该模型的发展和应用推广。

二 HDP 主题模型

为克服以 LDA 为基础的主题模型需要人为预先设定主题数目的问题，Teh 等（2006）提出了分层狄利克雷 HDP 主题模型。HDP 主题模型是一种非参数贝叶斯模型，能够根据狄利克雷过程所具有的无限维度和主题识别特征，实现主题数目和聚类数目的自动确定，并准确估计其聚类的分布参数和文档集的主题分布参数。由 HDP 主题模型派生出的各种模型，例如 MB-HDP（刘少鹏等，2015）、DM-HDP（高永兵等，2018）已经被广泛应用于文本挖掘

（Zhang et al.，2010）、内容识别（Huang & Renals，2008）和图像
检索（Emonet et al.，2011）等过程中。

　　HDP 主题模型的构造过程如下：首先从基分布 H 和参数 γ 构
成的 DP（Dirichlet Process）中，抽样出基分布 G_0；然后从基分布
G_0 和参数 α_0 构成的 DP 中，为每篇文档抽取主题分布 G_j，其中 DP
代表 DP 过程，如下面公式所示。

$$G_0 \mid \gamma,\ H \sim DP(\gamma,\ H) \tag{2-1}$$

$$G_j \mid \alpha_0,\ G_0 \sim DP\ (\alpha_0,\ G_0) \tag{2-2}$$

$$\theta_{ji} \mid G_j \sim G_j \tag{2-3}$$

$$W_{ji} \mid \theta_{ji} \sim Mult\ (\theta_{ji}) \tag{2-4}$$

　　其中，各个文档的主题均服从基分布 H，保证了各个文档之间
的主题共享。θ_{ji} 指示了词 W_{ji} 的主题。HDP 的图模型生成过程如图
2-5 所示，其中圆形代表分布，圆角矩形代表参数，阴影部分表示
可观测量，矩形表示该过程可循环。

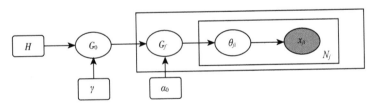

图 2-5　HDP 的图模型生成过程

第五节　深度学习方法

　　为了解决大规模自由文档中的知识抽取和术语组织问题，需要
采用深度学习的方法对其进行实体、关系抽取。目前常用的 BiL-
STM-CRF 模型在通用领域的不同实体标注和抽取任务中，能达到或
接近最佳水平，而且该方法对特征工程的依赖程度很低，比较适用

于大规模语料中的实体抽取（Huang、Wu，2015）。因此，本书将采用该方法对大规模生物医学文献进行知识实体抽取。BiLSTM-CRF 模型是在 LSTM、BiLSTM、LSTM-CRF 等模型的基础上发展起来的，本书将对其发展过程进行介绍。

一 LSTM 模型

长短期记忆（long short-term memory，LSTM）神经网络引入了细胞（cell）的概念，同时加入了门（gate）的机制，是循环神经网络（recurrent neural networks，RNN）的一种特殊类型。与传统的 RNN 相比，LSTM 可以解决长期依赖问题，即删除冗余上下文信息对其模型的效果影响不大。因此 LSTM 模型被广泛应用在自然语言处理 NLP 和文本语义标注过程中。LSTM 记忆单元的基本结构如图 2－6 所示。

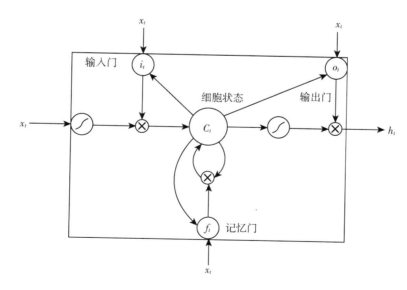

图 2－6 LSTM 记忆单元的基本结构

从图 2-6 中可以看出，LSTM 记忆单元的基本结构由一个细胞状态和三个门结构（输入门、记忆门、输出门）组成。其中，输入门主要用来控制将新输入信息的哪些部分和内容保存和扩充到细胞状态 cell 中，记忆门主要用来决定历史细胞状态中哪些信息需要保留和存储，输出门主要用来控制全部更新后的细胞状态中哪些信息需要被输出（Graves 和 Schmidhuber，2013）。

LSTM 神经网络主要是通过记忆单元来保存上下文信息，其结构如图 2-7 所示。其中，x 为输入层，即根据语料库构建的词向量；h 为隐藏的记忆层，记忆层的每一个小方框表示一个 LSTM 记忆单元；y 为输出层，即每个词对应的语义标注。以句子 "EU rejects German call to boycott British lamb" 为例，根据命名实体识别系统中的四种实体类型：Person（PER）、Location（LOC）、Organization（ORG）和 Miscellaneous（MISC）。可以将 EU 标注为 ORG，German 标注为 MISC，rejects 和 call 标注为 Others（其他）。LSTM 神经网络可以解决 RNN 算法中出现的长距离依赖问题，但是其最大局限性在于不能预测未来上下文信息，比如说"我们"，若无法考虑"我"之后的上下文信息，就会将"我"单独分词和识别。

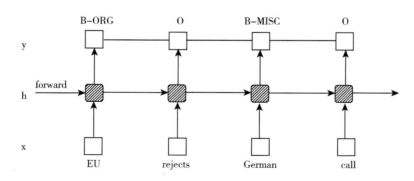

图 2-7 LSTM 神经网络结构

二 BiLSTM 模型

BiLSTM（Bidirectional LSTM）神经网络的思路来源于双向循环神经网络 RNN 模型，如图 2 - 8 所示。它拥有前向层（forward）与后向层（backward）这两个不同方向的并行层，每一层的运行方式和常规神经网络的运行方式相同（Graves 等，2013）。BiLSTM 分别从句子的前端、末端开始向两个不同方向运行，因而既可以保存前面的上下文信息，也能考虑未来的上下文信息，并将来自两个不同方向的信息进行存储。因此该模型在分词和命名实体识别中能取得更好的效果。

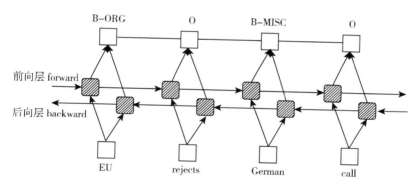

图 2 - 8 BiLSTM 神经网络结构

三 LSTM-CRF 模型

LSTM-CRF 模型是在 LSTM 模型和条件随机场（conditional random fields，CRF）模型基础上发展起来的。其中，CRF 模型结合了马尔科夫模型和最大熵模型的特点，可以看作一个在给定输入节点条件下计算输出节点的条件概率的无向图模型，比较适用于标记和切分序列化数据（Lafferty et al.，2001）。CRF 模型的网络结构如图 2-9 所示。

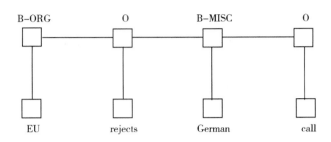

图 2-9 CRF 模型的网络结构

对于任意输入序列 x（观察值），输出序列 y（返回值）可以定义一个线性的 CRF 模型，表现形式如下：

$$P(y \mid x) = \frac{1}{Z(x)} \exp \left[\sum \lambda_k f_k(y_{i-1}, y_i, x) + \sum \mu_k g_k(y_i, x) \right]$$

$$(2-5)$$

其中每个 $f_k(\ )$ 是观察序列 x 中位置为 i 和 $i-1$ 的输出节点的特征，每个 $g_k(\ )$ 是位置为 i 的输入节点和输出节点的特征，λ 和 μ 是特征函数的权重，Z 是归一化因子。

LSTM-CRF 模型不仅可以解决 LSTM 模型的长短期依赖问题，又具有 CRF 模型的特点，其网络结构如图 2-10 所示。

CRF 模型的不足是需要人为寻找、添加和标注数据特征，不仅对标注人员具有较高要求，而且会导致大量隐藏的特征无法被识别；而 LSTM 模型的优势在于利用过去的有效输入，挖掘隐藏的深层次语义关联。LSTM-CRF 模型兼具了 LSTM 模型可以解决提取序列特征和 CRF 模型有效利用句子级别标记信息的优势。通过 LSTM 模型挖掘深层次的特征信息，然后将其导入 CRF 模型中，可以使模型质量得到较大提升。

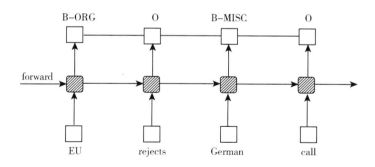

图 2－10 LSTM-CRF 模型的网络结构

四 BiLSTM-CRF 模型

Bidirectional LSTM-CRF （BiLSTM-CRF） 模型是 Huang 等在 LSTM 模型、BiLSTM 模型和 LSTM-CRF 模型的基础上提出的，在序列标注、命名实体识别（赵洪和王芳，2018）和实体抽取（王东波等，2018）中能达到或接近最佳水平。BiLSTM-CRF 模型结合了双向神经网络 BiLSTM 和条件随机场模型 CRF 的特点，即在 BiLSTM 网络的隐藏层的基础上再加一层 CRF 线性层。

BiLSTM-CRF 模型不仅具有双向 BiLSTM 层所具有的保留上下文特性，还可以通过 CRF 层有效利用句子级别标记信息的优势。对比 BiLSTM 神经网络，该模型需要建立一个状态转移矩阵 A，同时设定矩阵 P 为 BiLSTM 神经网络的输出，并将其作为 CRF 层的参数。其中，$A_{i,j}$ 表示从第 i 个状态转移到第 j 个状态的概率，$P_{i,j}$ 表示输入观察序列 X 中第 i 个词为第 j 个标注的概率。观察序列 X 对应的标注序列 y 的预测输出为：

$$S\ (X,\ \mathrm{y})\ =\ \sum_{i=1}^{n}\ (A_{y_i,y_{i+1}}\ +\ P_{i,y_i}) \tag{2-6}$$

在双向 LSTM 层后接入 CRF 层来做句子级别的标签预测，使得标注过程不再是对各个 token 独立分类。BiLSTM-CRF 模型不仅具有双向 BiLSTM 层所具有的保留上下文的特性，还可以通过 CRF 层有效利用句子级别标记信息的优势。BiLSTM-CRF 模型的训练流程如图 2－11 所示。

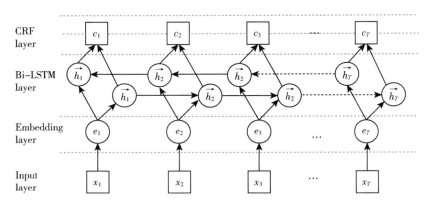

图 2－11　BiLSTM-CRF 模型的训练流程

利用该模型，可以将经过训练的词向量嵌入双向 LSTM 层中，然后经过状态转移矩阵进行输出，再将其加入 CRF 层中，实现隐藏实体序列的标注和抽取。BiLSTM-CRF 模型的算法如下：

Algorithm 1 BiLSTM-CRF model training procedure	
1	for each epoch do
2	for each batch do
3	1）BiLSTM-CRF model forward pass：
4	forward pass for forward state LSTM
5	forward pass for backward state LSTM
6	2）CRF layer forward and backward pass
7	3）BiLSTM-CRF model backward pass：
8	backward pass for forward state LSTM
9	backward pass for backward state LSTM
10	4）Update parameters
11	end for
12	end for

第六节　本体理论及构建方法

本体（Ontology）是共享概念模型的明确的形式化规范说明（Gruber，1993），是人或机器间共享结构化信息、实现领域知识复用的基本工具和表现形式。领域本体可以使领域假设更明确，帮助从操作知识中分离出领域知识，从而对其进行分析和利用（Freitas et al.，2005）。构建领域本体的目的是将该领域内共同认可的概念（术语）和关系以形式化的方式表示出来，提供对该领域知识的共同理解和明确定义（张秀兰、蒋玲，2007）。构建领域本体本身不是目标，而是定义一组数据及其结构以供其他程序使用。而且，领域本体构建过程中必须有领域专家的参与。

本书需要采用本体理论和本体构建方法对多源异构智慧健康知识进行统一知识表示，并在其基础上进行知识融合，形成大规模可以解决具体领域问题的知识图谱。

一　本体的建模元语

在本体理论不断完善和相关技术逐渐成熟的过程中，涌现出许多本体建模语言，其中比较典型的有基于谓词逻辑的本体描述语言（例如 Ontolingua、OCML 和 Flogic 等）和基于 Web 的本体描述语言（例如 XOL、RDFs、OWL 等）。这些语言都可以通过形式化的表示来描述本体，但是用本体描述知识的形式化表示还没有形成统一的标准。由于 OWL 符合 RDF 和 XML 的标准语法格式，并且能够与多种本体描述语言和本体构建工具实现兼容和交互，在领域本体构建方面具有重要优势。因此，本书基于 OWL2 的定义和本体的五个建模元语，将智慧健康知识以本体五元组表示为：ontology（O）= {C，A，R，D，I}，如图2-12所示。

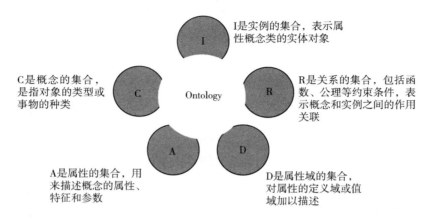

图2-12 基于本体五元组的知识表示

其中：C（Concept）是概念的集合，是指对象的类型或事物的种类，通常用类来定义，具有分类层次关系；A（Attribute）是属性的集合，用来描述概念的属性、特征和参数，通常定义为类的属性；R（Relationship）是关系的集合，包括函数、公理等约束条件，表示概念和实例之间的作用关联（如父关系、子关系、相等关系）、函数关系和永真断言等；D（Domain）是属性域的集合，对属性的定义域或值域加以描述；I（Instance）是实例的集合，表示属性概念类的实体对象。本体的五个基本表述元素，反映出知识实体从抽象到概念的建模过程，以及知识实体的层次结构。但是，在实际应用中，不一定要严格按照上述五类元语来构造本体（Ontology）。

二 本体的构建方法

目前具有代表性本体构建方法主要有骨架法、IDEF5法、ME-

THONTOLOGY 法、KACTUS 法、七步法、五步循环法、循环获取法等（王向前等，2016）。这些方法的构建手段、难易程度、成熟度、应用领域以及优缺点，如表 2 - 3 所示。

表 2 - 3　　　　　　　　　　　本体构建方法对比

构建方法	构建手段	难易程度	成熟度	应用领域	优点	缺点
骨架法	人工	简单	低	企业	提供本体构建方法学框架；有文档化步骤及具体内容；有评估步骤	只提供开发本体的指导方针，缺乏具体方法和技术
IDEF5 法	人工	详细	中	企业	提供本体构建方法框架和文档化步骤及具体内容，有助本体重用	缺乏具体的技术和方法；没有循环开发本体意图
METHON-TOLOGY 法	人工	详细	最高	化学	适合开发大型本体；重视本体重用；相关技术工具、知识来源和获取方法描述详细	缺乏具体本体评估方法；没有体现对本体迭代演进
KACTUS 法	不确定	简单	低	网络	支持知识重用本体；可自底向上构建；可检索已有本体，精简和扩展	没有本体评估和文档化过程
七步法	半自动	详细	高	医学	专用于构建领域本体，方法实用，成熟度高	缺少检查和评估以及用户的反馈环节
五步循环法	半自动	详细	中	语义网	重视循环迭代；适合语义网本体构建	初始化步骤重视不够；可操作性不强；不适合大规模构建本体
循环获取法	半自动	详细	中	多领域	提出本体获取新方法；采用环状结构的开发思路；明确本体循环迭代重要性	缺乏具体的方法和技术

从表中可以看出，这些方法都有各自适用的领域，方法的通用性和扩展性还有待加强。而且，不同领域知识概念间具有较大差

异，通常需要将两种或多种方法综合改进之后投入使用。

三　本体的构建工具

目前常用的本体构建工具主要有两类：一是可视化手工构建工具，包括 Protégé、WebOnto 和 OntoEdit 等，这类工具操作过程比较简单，为用户提供了可视化的界面，用户可以根据界面提示通过手工的方式完成本体的构建；二是半自动化的构建工具，包括基于 Java 语言的 Jena 推理机等，可以通过调用程序来实现本体的半自动构建，但是这种方式操作起来难度较大。目前，最常见的本体构建方式还是使用 Protégé 工具，在领域专家的指导下手工和半自动化构建本体。

Protégé① 软件是一种基于知识的编辑器，主要由斯坦福大学医学院生物信息研究中心研发而来，在语义网中本体构建过程中发挥了重要作用。Protégé 软件包括四个用途：①类建模（class modeling），主要提供图形化用户界面来建模类、领域、概念和关系；②实例编辑（Instance editing），自动产生交互，辅助用户或领域专家；③模型处理（model processing），包含插件库，可以定义语义、逻辑行为和解答询问；④模型交换（Model exchange），最终的模型能被各种格式装载和保持，包括 XML、UML 和资源描述框架 RDF。

本书在多源异构知识融合的过程中，将以高血压为例，采用本体的构建理论、方法和工具构建高血压领域本体。

---

① Protégé. http：//protege. stanford. edu/products. php，2018 – 11 – 2.

第三章 面向智慧健康的知识融合模型与服务架构

智慧健康领域涉及广泛的交叉学科知识，其数据、信息和知识呈现高度复杂性。如何从多源异构的海量健康信息资源中挖掘出隐含的、有价值的、尚未被发现的信息和知识，并将其进行抽取、转换和合并，以消除不同来源知识之间的冲突和不一致性，并形成可以解决具体领域问题或者满足用户信息需求的"小知识"，是知识融合亟待解决的问题。本章在分析智慧健康知识来源和特征的基础上，针对不同健康信息资源的特色和用途，采用不同的知识组织和管理方法，将多源异构的健康知识融合起来，以形成面向智慧健康的知识服务架构。

第一节　智慧健康知识来源与组织需求

一　智慧健康知识来源与特征

目前，对智慧健康知识还未形成统一的界定。根据马费成等的定义，智慧健康知识是指与疾病相关的各种医疗保健知识，包括分布在互联网、生物医学文献数据库、专科诊疗案例库、结构化医学领域本体/知识库等多个地方的医疗保健常识、医学研究发现、临床诊疗经验和领域知识概念关系等（马费成、周利琴，2018）。根据智慧健康知识的来源，可以将其划分为疾病标准文档、生物医学文献、医疗网络资源、结构化本体（知识库）和专科诊疗数据集（案例库）几种类型。不同类型来源的知识具有不同的特性，需要采用不同的知识组织方法对其进行表达。

（一）疾病标准文档

疾病标准文档包括各类临床指南和专业教材等，具有很强的专业性和科学性，是重要的智慧健康知识来源。临床实践指南（clinical practice guideline，CPG）是由权威医学组织机构和专家经过长期的研究提出的基于证据和实验的、在具体临床实践中为临床医生和患者提供推荐意见，辅助其做出适当卫生决策的系统声明（Field、Lohr，1992）。临床实践指南的目的是从循证医学的角度，为疾病诊断和治疗提供明确的指导意见，进一步规范医生和患者的医疗健康行为，提高健康资源利用效率和患者自我健康管理能力，改善医疗质量和降低医疗费用（Ward、Grieco，1996）。但是，由于临床实践指南是一种非结构化的自然语言文本，在临床实际应用中存在诸多问题：①医生的依从性不够，一方面，表现为医生在接诊时比较匆忙，很少有时间参考指南上的信息为患者提供决策；另一方面，患者的情况通常存在特殊性，与临床实践指南上的案例有一定差距。②基于自然语言的临床实践指南中没有定义术语的确切含义，存在语义、内容不明确、表达不一致等问题（De et al.，2008），而且，临床指南的版本多样，质量不一，不同指南方案间存在异质性和差异性。③临床实践指南是以疾病为中心编制的，而在实际工作中，"以患者为中心"的医疗理念削弱了"以疾病为中心"的临床实践指南的适用性，患者通常还患有其他并发症，需要具备多种疾病相关的知识。因此，需要将临床实践指南转换为计算机可解释的形式，以更加方便地为医生和患者提供更加明确的决策建议。

（二）　生物医学文献

生物医学文献资料是传播和继承医疗健康知识的载体，有关生命科学和医疗健康的最新信息大部分以文献形式存在（周雪忠等，2004）。生物医学文献蕴含了大量未被发现和整理的科学知识，这种隐含关联的发现比医学信息本身的增长更有意义。从单篇文献中获得的某一方面的健康知识，需要与从海量文献数据库中挖掘出的同类型的健康知识形成引证和关联，才能确切地指导临床实践和日常慢病维护。生物医学文献包括数字化的图书、期刊、会议论文、学位论文、报纸、专利、标准等，虽然具有形式化的篇名、作者、机构、关键词、摘要等标签，但是本质内容仍然是非结构化的自然语言文本。随着生物医学文献总量与日俱增，各种医学专业信息检索工具和网络搜索引擎层出不穷，如何从海量生物医学文献中整合已有知识、挖掘新知识并对其进行组织，是当前研究的热点（钱庆，2016）。

（三）　医疗网络资源

医疗网络资源包括百科上的词条、在线健康社区上的各类用户生成内容等。随着互联网和计算机技术的迅猛发展，众包的方式引起了广泛关注，百科已成为用户贡献的最大平台之一，用户通过创建词条和编辑词条，将自己创作的内容通过互联网平台展示给其他用户（黄令贺、朱庆华，2013）。百科词条是一种半结构化的互联网知识库，不仅可以为互联网用户提供方便快捷的内容服务，同时还能为广大科研工作者提供丰富海量的参考信息。目前，百科已经被广泛应用于语义计算（Gabrilovich、Markovitch，2016）和大规模知识图谱、知识库构建（Suchanek et al.，2008）过程中。另外，在线健康社区用户生成内容中的知识也具有重要意义，其不仅与社区用户的需求息息相关，也包括用户的个人就医经历、患病经验、药物疗效、治疗手段等重要的健康知识（张克永、李贺，2017）。不同于传统的医生—病人面对面咨询的模式，在线健康社区中存在某些未受过医学训练的患者之间的信息交流，难以保证所有的信息和建议都是有效的（Lederman et al.，2014）。而且，由于自然语言表达的多样性，存在大量同义和多义表达的知识，导致知识的语义理解困难。但是，在线健康社区中独有的用户属性，以及用户的交流行为和生成内容，可以帮助挖掘用户的健康知识需求。一方面可以为用户推荐合适的知识服务；另一方面可以规范在线健康社区的功能和内容。

（四）结构化本体（知识库）

常用的医学领域本体和词表包括医学系统命名法—临床术语（SNOMED CT）[①]、医学主题词表（MeSH）[②]、一体化医学语言系统（UMLS）[③]、OMIM（Online Mendelian Inheritance in Man）[④]、Drug bank 数据库[⑤]、基因本体（Gene Ontology，GO）[⑥]、疾病本体（Disease Ontology，DO）[⑦] 等。其中，SNOMED CT 是国际上广为使用的临床术语标准，涵盖了大部分临床术语信息，包括疾病、诊断、药物、治疗等方面的信息；MeSH 是最权威、最常用的标准医学主题词表；UMLS 是生物医学概念、术语、词汇及其含义、等级范畴的广泛集成；OMIM 通过对新的病症分类并命名、收录表型和相关病因基因的关系来收录人类孟德尔疾病信息；Drug bank 数据库是含

[①] SNOMED CT. https：//www. nlm. nih. gov/healthit/snomedct/，2018 – 12 – 10.

[②] MeSH. https：//meshb. nlm. nih. gov/search，2018 – 12 – 10.

[③] UMLS. https：//www. nlm. nih. gov/research/umls/，2018 – 12 – 11.

[④] OMIM. https：//www. omim. org/，2018 – 12 – 11.

[⑤] DrugBank. https：//www. drugbank. ca/，2018 – 12 – 11.

[⑥] Gene Ontology. http：//www. geneontology. org/，2018 – 12 – 11.

[⑦] Disease Ontology. http：//disease – ontology. org/，2018 – 12 – 11.

有药物化学、生物资料，世界最大、最完整的药物和药物靶标资源库；GO 主要包括细胞组分、分子功能，以及细胞的生物过程等信息，在生物医学、医学信息学等领域中得到了广泛应用。DO 在设计上旨在促进各种疾病及相关健康状况向特定医学代码的映射。

（五）专科诊疗数据集（案例库）

由于健康保健具有不确定性、治疗效果具有模糊性，因此在疾病治疗过程所积累的成功经验、常识、合理用药知识、医疗保健等知识对于疾病预防、治疗具有重要价值。智慧健康知识作为医生诊治的经验、病人康复的常识，应该呈现标准化且能够在医生和患者间得到交流和共享。但在目前医疗水平下，疾病预防和治疗可能不存在绝对正确、标准的治疗方案，个体之间差异性较大，其治疗方案也有所差异，导致智慧健康知识的规范化、标准化和共享存在较大困难。而且，由于缺乏构成慢病病历、发病规律、医疗控制等方面比较体系的资源，对于专科诊疗数据集（案例库）的研究还难以开展。

二　智慧健康知识组织与服务需求

智慧健康知识服务贯穿服务对象对知识进行捕获、分析、组织、融合、共享和应用的全过程。在大数据和网络环境下，知识服务已经不再局限于传统的文献服务、信息服务，而是将视角瞄准大量的碎片化信息、用户行为、用户关系以及由此产生的海量实时数据、非结构化数据和机器数据。网络的快速发展使用户成为信息的主要生产者，数据和信息的多源性、异构性、实时性和低价值密度性等特征使获取知识变得愈发困难，同时给智慧健康知识服务带来了前所未有的挑战。因此，需要根据用户需求，动态、连续地为其提供智慧健康知识服务。普通公众对智慧健康知识组织和服务需求主要包括以下几个方面：

（1）智慧健康知识整合：随着疾病诊疗技术水平的提高和语义技术的快速发展，健康信息资源整合不再局限于传统文献资源的整合，而是扩展至文献与数据间的整合，以及数据与数据、信息、知识间的整合（代涛等，2008）。根据智慧健康知识的定义，在线健康社区、生物医学文献、专利、临床试验报告、病历报告、临床影像资料、检验数据、基因组数据等资源中都隐含了智慧健康知识。由于不同的系统资源格式不尽相同，需要分别采用不同的术语规范、不同的搜索策略来获取，这给智慧健康知识整合造成了重重困难。因此，需要运用各种科学方法对不同来源、不同结构、不同层次以及不同内容的知识进行系统的综合和集成，从而使单一、零散、显性和隐性的知识整合为一体，形成新的知识体系。以元数据、本体为核心的语义技术为智慧健康知识的整合提供了强有力的支持。把本体作为上层概念模型，采用 RDF 或者 OWL 语言对本体进行描述，可以有效地支持不同来源的数据、信息或知识的集成，然后构建和维护特定领域本体，将不同来源的知识映射到这个领域本体，再计算两个整合对象之间的相似度和差异度，并确定整合粒度，将医学文献、疾病、人或机构进行关联。

（2）智慧健康知识发现：主要是在知识整合的基础上进一步进行知识分析，目的是发现疾病的发病机理、用药指南等。例如，药物发现的过程需要多种健康信息资源的综合支持，例如基因组信息、生物代谢通路、疾病、化学和 SNP 数据等。这些数据将被独立存储于各自的系统中，通过数据集成、过滤和发布形成 RDF 模型，从而实现便捷的交互和浏览。传统的医学健康知识发现主要通过 KDD 和文本挖掘等一系列技术对数据和文本进行统计分析、主题挖掘、网络结构分析和趋势预测等。随着语义技术、人工智能和机器学习等方法的成熟和应用，在多源异构知识层面上进行知识发现成为可能。遵循本体或 Linked Data 原则，将智慧健康信息资源在知识层次进一步组织起来，通过机器学习算法等进行实体抽取和关系识别，再通过语义技术构建实体或概念之间的关联，发现异构知识之间的显性和隐性关联，从而更好地支持智慧健康知识服务。

（3）智慧健康知识检索：生物医学文献和临床指南中存在大量的医学命名实体，如高血压、疾病、药物等专业术语，识别并标注这些实体的名称是进行后续语义标注和语义检索的基础。而公众的健康信息需求通常都是用通俗易懂的语言进行描述，为了解决普通公众术语与专业医学词汇之间的数字鸿沟问题，需要对健康信息资源进行语义标注，借助领域专家实现健康领域本体的构建，以解决概念之间的同形异义、异形同义、上下位、近义相似等复杂问题，同时构建对象之间的语义关联，为后续的语义检索提供支持。

（4）智慧健康知识推荐：海量健康信息资源给人们了解和学习相关知识提供便利的同时也带来了很多问题。用户经常被动性地接受各大网站千篇一律的信息页面，需要花费大量的时间和精力去查找所需信息，效率低且精确度不高。因此，需要挖掘用户的健康信息需求，并运用推荐技术帮助其快速准确地找到自己所需要的智慧健康知识。

（5）智慧健康决策：临床决策支持系统是 eHealth 的重要组成部分，其最大特点是知识的动态性，根据一个或者多个患者的数据作为特定案例来提供治疗建议，这就需要对医学知识库、患者数据以及推理引擎等进行整合。医学知识库规模和推理引擎的优化仍然是临床决策支持系统研究的重点。

总的来说，智慧健康知识服务是以公众需求为驱动、从分散的多源异构健康信息资源中有针对性地提炼知识以形成符合需求的知识产品，致力于帮助用户找到或形成解决方案的过程。大数据环境为智慧健康知识服务提供了更丰富的数据资源、更专业的数据分析技术和更新颖的解决问题的思路。作为大数据环境下知识服务的增长点，知识融合提供了一种将知识内容以更有效的形式关联起来的方式。通过知识融合，可以将多源异构的智慧健康知识经过抽取和转换，获得隐藏在知识源中的知识单元及其关联关系，进而在语义层面上对其进行表示、评估和合并，形成可以解决具体领域问题的知识库或知识图谱，为用户提供更加智能化的智慧健康知识服务。

第二节　多源异构智慧健康知识融合任务和目标

一　智慧健康知识融合的任务和挑战

在进行智慧健康知识融合时，要根据智慧健康知识服务的需求，有针对性地设计知识融合过程所包含的活动和内容，逐一解决各需求下智慧健康知识服务所面临的问题。目前，智慧健康知识融合面临的任务和挑战主要有以下几个方面：①智慧健康知识的多源性问题，需要对多来源、碎片化的智慧健康知识进行抽取、筛选和重组；②智慧健康知识的异构性问题，不同来源的智慧健康知识类型和表示方式各不相同，需要采用统一的知识表示方式；③智慧健康知识对象间存在的隐藏性知识关联的问题，需要在知识融合过程中识别出有效、新颖、潜在有用的知识对象和知识关联，并对其进行冲突和一致性检测；④智慧健康知识服务的动态性适应问题，智慧健康知识服务的结果和解决方案一方面随着知识源的更新而不断变化，另一方面也根据用户需求的变化而逐渐调整；当知识源的内容发生修改和更新时，需要通过知识维护对融合知识进行修改和更新，保障融合知识与知识源的一致性和实用性；⑤智慧健康知识融合结果的可验性要求，以保障智慧健康知识服务结果的正确性和有效性。智慧健康知识服务过程中的知识来源、决策依据等，都应该是可以追溯和验证的。另外，对知识融合的活动和结果还需要构建评价体系，用来评价融合过程的规范性、完整性和逻辑性，并对融合结果的准确性、正确性和有效性进行测度和评估。

二　多源异构智慧健康知识融合流程和目标

在情报理论研究中，知识论学派将波普尔的"三个世界"理论看做知识管理和组织的基础，其中 W1 是指客观的物理世界、物质世界，W2 是指人的认知世界、心理世界，W3 是指人工世界，就是我们所创造的知识、情报、信息空间。根据美国管理学家罗素·艾可构建的关于数据、信息、知识和智慧之间关系的 DIKW 价值体系，可以将多源异构智慧健康知识融合过程描述如图 3-1 所示。

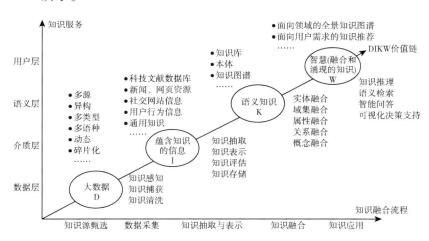

图 3-1　基于 DIKW 视角的多源异构智慧健康知识融合过程

从智慧健康知识服务流程来看，数据层主要侧重于对多源异构的海量冗余数据进行集成化处理，包括对不一致的数据格式进行规约、对重复和缺省数据进行清洗、采用统一的数据建模方法对数据进行序化处理等，从而形成更准确和更有意义的信息。介质层更侧重于对信息的交换和共享，即将不同来源、不同平台、不同类型的数据进行泛在协同感知与捕获，并将其映射到信息空间中进行序化、组织与整合分析，从而实现信息资源的共享与服务，辅助人类社会与物理世界的决策行为。语义层侧重于对知识的表示和融合，即将从信息资源中抽取的知识碎片表示为结构化（如本体、知识库或知识图谱等）形式，将各结构化知识中的同一实体、概念进行消歧和链接，构建面向领域的全景知识图谱，实现显性知识融合和隐性知识的扩展与创新。用户层侧重于根据用户需求和具体领域问题，集中解决语义检索和知识推理、智能问答等问题，根据用户需求提供快速、有效的可视化决策。

从基于科学研究第四范式"大数据驱动的数据密集型科学"来看，知识融合经历了知识源甄选、数据采集、知识抽取与表示、知识融合与知识应用等过程。从开放网络环境下多源异构、多类型、动态、碎片化的网络大数据中选取重要信息来源、感知和捕获非噪声知识碎片，再从知识碎片中提取知识元素并对其进行评估和存储，构建基础顶层本体，再将从多源异构资源中抽取出的知识融合、扩充到顶层本体中，从而形成面向用户需求和具体领域问题的可视化全景知识图谱，为用户提供知识推理、语义检索、智能问答和可视化决策支持。

根据多源异构智慧健康知识融合流程可以看出，知识融合的目标是融合各层面的知识，将多个来源的关于同一个实体或概念的描述信息融合起来，形成面向用户需求的大规模知识图谱，向用户提供智慧健康知识服务。知识融合主要发生在语义层，一方面涉及细粒度概念、实体、关系之间的融合，另一方面涉及广义层面的粗粒度本体间的融合。在大数据环境下，需要结合用户健康知识需求，将分布在互联网、科学文献数据库、专科诊疗数据集等多个地方的医疗保健常识、医学研究发现和临床诊疗经验等进行知识抽取、转换、评估和融合，构建一个可以解决具体领域问题的智慧健康知识图谱，为用户提供更加智能化、个性化的智慧健康知识服务。

第三节　多源异构智慧健康知识表示和融合模式

一　智慧健康知识表示

不同来源的智慧健康知识具有不同的空间分布、组成结构和类型格式，为解决多源健康知识的异构问题，需要对其进行统一知识表示。由于知识具有相对正确性、不确定性、可表示性和可利用性，因此，在知识管理领域通常将知识划分为显性（Explicit）知识和隐性（Tacit）知识。显性知识是指能够表达或者书写出来的知识，本质上具有客观性和规范性，通常以文档、报告、目录、专利、公式等形式存在；隐性知识则是高度个人化且不易于书写表达的知识，通常以能力、反应、洞察力等形式存在，是个人经验和价值的体现（Holste & Fields，2010）。由于隐性知识难以表达和测量，难以被竞争者模仿和复制，是企业核心竞争力关键组成部分，因此，隐性知识的发现和融合问题受到了学者们的广泛关注。如何挖掘已有知识源中的隐性知识，并对其进行表示和融合，是学者们亟待解决的问题。

传统的知识表示方法主要包括：一阶谓词逻辑（First-Order Logic）、产生式规则（Production Rules）、框架（Framework）法和语义网络（Semantic Network）等（李涓子、侯磊，2017）。这几种方法的描述逻辑和优、缺点如表 3 - 1 所示。

表 3 - 1　　　　　　　　　传统知识表示方法

知识表示方法	描述逻辑	优点	缺点
一阶谓词逻辑	用于描述概念、属性；对于术语知识库的构建提供便捷的表达形式	自然性；准确性；严密性；易实现性	无法表示不确定性知识；难以表示启发性知识；组合爆炸；效率低
产生式规则	是一种更广泛意义的规则系统，和谓词逻辑有关联，也有区别	自然性；模块性；有效性；清晰性	效率不高；不能表达具有结构性的知识
框架法	认为人们对现实世界中各种事物的认识都是以一种类似于框架的结构存储在记忆中	对于知识的描述完整和全面；质量高；允许数值计算	框架构建成本高；对知识库的质量要求高；表达方式不灵活
语义网络	在网络中，用"节点"代替概念，节点间的"连接弧"代替概念之间的关系	结构性；联想性；自然性；表示知识手段多样	非严格性；表示形式不一致使得对其处理的复杂性高

一阶谓词逻辑主要用于描述概念、属性，为术语知识库的构建提供便捷的表达形式；产生式规则是一种更广泛意义的规则系统，早期专家系统多数是基于产生式系统；框架法对于知识的描述非常完整和全面，基于框架构建的知识库质量高，但是框架构建成本也高，表达方式不灵活；语义网络用"节点"代替概念，节点间的"连接弧"代替概念之间的关系，通过多样化知识表示手段（半结构化语言 XML、元数据资源描述框架 RDF、本体描述语言 OWL 等）对互联网信息资源进行描述，使其更容易地被计算机理解、获取和集成（Berners-Lee 等，1999），但是语义网络没有公认的形式表示体系，表示形式不一致使其处理起来非常复杂。

不同的知识表示方法导致知识之间的异构性，而知识融合系统往往需要融合来自不同知识源的异构知识。为了解决知识异构问题，现阶段许多研究都采用本体（Ontology）方法来进行知识表示和知识库的构建。本体作为一种结构化的知识表示方法，能够把某个领域抽象表达为一组概念和概念之间的关系，实现应用领域概念的统一，共享概念模型的形式化规范说明，进行人和计算机对知识的共享与重用。不同的知识表示方法会影响知识融合策略和过程模型的设计与选择。

在 W3C 推荐的本体形式化语言 OWL2 的定义中，本体的基本建模元素由类（Classes）、属性（Properties）和个体（Individual）构成。所有的实体对象被表示为个体，实体的类型被表示为类，而实体的关系则被表示为属性，属性可以进一步细化为子属性。对象与对象之间的关系，对象的特征，以及对象的值域范围等，都可以被定义为对象的属性。目前，用本体描述知识的形式化表示还没有形成统一的标准。本书基于 OWL2 的定义和本体的五个建模元语，将智慧健康知识以本体的五元组形式表示为：ontology（O）= {C，A，R，D，I}。其中：C 是概念的集合；A 是属性的集合；R 是关系的集合；D 是属性域的集合，对属性的定义域加以描述，可以简称"域集"；I 是实例的集合，表示属于概念类的实体对象，可以简称"实体"。在图 3-2 中为了便于表达，直接用"域集"和"实体"对 D 和 I 进行指代；智慧健康知识的五个基本表述元素，反映出从知识实体抽象到概念的建模过程及其层次结构。但是，在实际应用中，不一定要严格按照上述五类元语构造本体 Ontology。

二　智慧健康知识融合模式

现有关于知识融合模式的研究主要集中在知识融合算法和技术等细节层面，缺乏具体应用场景和融合目标的宏观把控。本书根据知识融合流程和目标，总结出三条多源异构智慧健康知识融合模式。

（一）基于用户需求的智慧健康知识融合

在智慧健康知识服务中，首要任务就是了解用户的健康信息需求。研究用户的健康信息需求，有助于为用户提供智能、高效的知识服务。"基于用户需求"是指在知识融合过程中，充分利用用户的交流内容、行为数据，以及用户之间的交互关系和群体作用等，来更全面地引导知识融合，为知识融合提供依据。将用户知识需求与多源异构知识融合的结果进行关联和匹配，建立可交互、渐进式的导航体系，一方面可以更方便快捷地为用户提供查询、检索等知识服务，另一方面可以使用户健康知识需求在智慧健康领域知识空间下纵向细化和横向扩展（陈果等，2017）。

（二）深入到概念关联层面的智慧健康知识融合

网络大数据时代，知识分布的无序化和碎片化愈发严重，导致基于文本内容的粗粒度融合效果欠佳。因此，需要从更细粒度对资源内容进行深度语义关联挖掘和融合。概念关联作为多源异构智慧健康信息资源之间的载体，可以将非结构化的医疗网络资源和生物医学文献资源关联起来，解决普通公众术语和专业医学词汇之间的数字鸿沟问题。

（三）基于语义知识层面的智慧健康知识融合

从知识论的角度出发，知识融合应该属于波普尔世界 3 理论所考虑的范畴，最终目标是实现从"UDC"（Uncertainty 不确定性，Diversity 多样性，Complexity 复杂性）到"AFC"（Agility 灵捷，Focus 聚焦，Convergence 收敛）。从这个层面来说，知识融合可以包括结构化语义知识之间的融合，即结构化本体、知识库、知识图谱之间的融合。合并两个知识图谱（本体），需要确认等价实例、等价类（子类）、等价属性（子属性），这个过程中涉及本体对齐、实体匹配、实体链接相关工作，最终目标是实现大规模全景知识图谱构建。实际工作中，通常将这三种实现路径综合考虑，实现多元整体分析视角下的智慧健康知识融合。

第四节　多源异构智慧健康知识融合模型与服务架构

根据智慧健康知识的来源和特征、多源异构智慧健康知识融合的任务、目标和知识融合模式，本书构建了面向智慧健康的多源异构知识融合模型与服务架构，如图 3－2 所示。

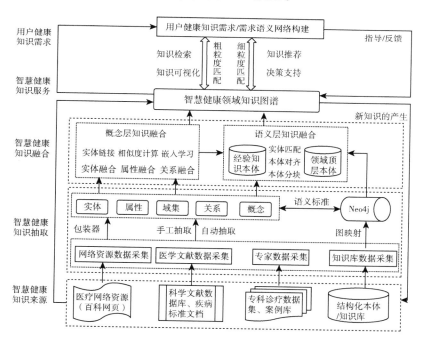

图 3－2　面向智慧健康的多源异构知识融合模型与服务架构

在该模型与服务架构中，主要包括自顶向下和自底向上两条路径，即"用户健康知识需求—智慧健康知识图谱"和"智慧健康知识来源—智慧健康知识抽取—智慧健康知识融合—智慧健康知识图谱"，这两条路径的最终目标都是构建智慧健康领域知识图谱，为用户提供智慧健康知识服务。

在整个服务架构中，用户承担了至关重要的角色，用户的健康知识需求是推动智慧健康知识融合、实现智慧健康知识服务的前提。研究用户的健康知识需求，可以为组织和管理智慧健康知识内容、优化和创新智慧健康知识服务提供支持。因此，本书将以用户的健康知识需求为突破点，通过挖掘用户的健康知识需求，并对其进行语义化表达，从而与智慧健康知识资源进行匹配，指导智慧健康知识资源的组织和优化。

另外，大数据环境为智慧健康知识服务提供了更丰富的数据资源、更专业的数据分析技术和更新颖的解决问题的思路。作为大数据环境下知识服务的增长点，知识融合提供了一种将知识内容以更有效的形式关联起来的方式（唐晓波、刘广超，2018）。通过知识融合，可以将多源异构的智慧健康知识经过抽取和转换，获得隐藏在知识源中的知识单元及其关联关系，进而在语义层面上对其进行分析、评估和合并，形成可以解决具体领域问题的知识库或知识图谱，以为用户提供更加智能化、个性化的智慧健康知识服务。

在智慧健康知识库/知识图谱构建过程中，第一，需要将分布在互联网、科学文献数据库、专科诊疗数据集等多个地方的医疗保健常识、医学研究发现和临床诊疗经验等不同来源的智慧健康信息资源进行采集和预处理；第二，采用包装器和图映射分别从半结构化网页百科数据中和现有结构化本体和知识库中抽取实体、关系、属性三元组；第三，采用手工或自动方法从非结构化临床指南、专科诊疗案例库、科学文献数据库中抽取实体、关系和属性等，采用图数据库 Neo4j 对其进行存储、转换，形成领域实体—关系图谱；第四，在此基础上，进一步进行主题挖掘和语义标注，形成领域顶层本体和领域经验知识库；第五，经过概念层知识融合将领域顶层本体进行扩充，经过语义层知识融合将领域顶层本体和领域经验知识库进行合并，形成大规模全景智慧健康知识图谱；第六，将用户需求与大规模全景知识图谱进行匹配和映射，为用户提供知识检索、知识文问答、知识推理等服务，辅助用户决策。

在整个多源异构智慧健康知识融合和服务架构中，需要重点关注以下几个问题：①用户健康知识需求挖掘与语义化表达；②智慧健康知识抽取与主题内容标注；③多源异构智慧健康知识过程和实现路径；④面向用户需求的智慧健康知识服务与应用。因此，本书接下来将按此重点内容进行组织，第四章主要研究用户健康知识需求挖掘和语义化表达问题，第五章研究智慧健康知识抽取和主题内容标注问题，第六章研究多源异构智慧健康知识融合实现路径，第七章研究面向用户需求的智慧健康知识动态推荐。

第四章　用户健康知识需求挖掘与
语义化表达

　　用户健康知识需求是推动智慧健康知识融合、实现智慧健康知识服务的前提。研究用户的健康知识需求，可以为组织和管理智慧健康知识内容、优化和创新知识服务模式提供支持。Web 3.0 时代，三网融合逐渐推进，人们获取健康信息、知识的方式发生了很大变化，从传统面对面的医患交流，到单向被动接受来自健康主题网站的信息，再到主动在新兴社交媒体上获取、分享以及传播健康信息（金碧漪、许鑫，2015）。病患开始在医疗保健中扮演越来越重要的角色，由此催生了健康知识咨询、在线健康社区（Online Health Communities，OHC）等产业的快速发展。OHC 开始成为人们搜寻和共享与医疗保健相关信息和知识的最佳渠道。有共同健康兴趣和需求的人在 OHC 中形成了可以提出健康问题、分享相关疾病经验、提供情感支持和帮助自我健康管理的虚拟社区（Wang et al.，2018）。因此，本书主要以在线健康社区为例，根据用户交流内容、交流网络和行为模式挖掘及识别在线健康社区中用户健康知识需求，并将其进行语义化表达，为后续基于用户健康知识需求开展智慧健康知识融合和知识服务奠定基础。

第一节　用户健康知识需求的结构和演化模型

一　用户健康知识需求

健康知识需求（health knowledge needs，HKN）是健康信息需求的延伸和深化，是用户为了消除健康知识方面的不确定性和不足而产生的一种更高层次的需求（张向先等，2018）。要了解用户健康知识需求，就必须先对健康信息需求进行界定。目前学术界对健康信息还未形成统一的界定，全美医学图书馆联盟将消费者健康信息（consumer health information，CHI）定义为与大众、病患及其家属有关的健康和医学资讯（NN/LM，2018）。张源昌将健康信息划分为保健新闻、重大疾病保健、特殊人群保健、食品营养保健、日常保健、医师论著等（黄冠英，2006）。从广义来看，健康信息即指包括医疗诊治、预防保健、康复教育等一系列与健康相关的医学资讯。信息需求是指用户对信息内容和信息载体的一种期待状态，包括对信息客体的需求、对信息检索工具和信息系统的需求以及对信息服务的需求（唐嫦燕，2006；黄清芬，2004）。根据健康信息特征和信息需求定义，可以将健康信息需求（health information needs，HIN）表达为：用户为解决各种健康问题而提出的对医疗、预防、保健和康复等相关信息的需要，包括对信息检索工具、健康信息资源和健康信息服务的期待状态。

随着网络环境的变化和 IT 技术的不断发展，用户的健康知识需求逐渐呈现出由单一性向多样化转变、由查询性向知识性转变、由滞后性向新颖性转变、由静态向动态转变的趋势（严秀芬、杨少贤，2004）。根据健康知识需求的存在形式，可以将其划分为获取健康知识的需求、发布健康知识的需求、健康知识交流的需求、健康知识咨询的需求等（张向先等，2018）。在线健康社区中用户健康知识需求主要根据用户的自身特性和外部环境共同作用而产生，一方面为了弥补用户自身的经验不足和知识水平欠缺，另一方面可以消除解决问题过程中知识的不确定性。

二　用户健康知识需求层级结构

在线健康社区是依托 Web 2.0 技术为用户提供探讨疾病问题、共享治疗方案及知识经验、进行专家咨询的场所（Demiris，2006）。用户可以在在线健康社区中获取和分享与自己疾病相关的症状、治疗方式、个人经验等，也可以搜寻具有相似经历的患者或相关专家进行交流和咨询，获得有益的健康知识和情感支持，从而对自己的健康风险进行评估、对疾病进行提前预防与诊断、对治疗意见和其他患者的诊疗经验等各类健康知识等进行学习（Yan et al.，2015）。根据在线健康社区的用户构成和交流模式，可以将其划分为患者—患者交流社区、医生—患者交流社区和医生—医生交流社区。其中，患者—患者交流社区主要包括丁香园、慢友帮、PatientsLikeMe、DailyStrength 等；医生—患者社区包括好大夫在线、春雨医生、39 问医生、WebMD、Pulmonary fribrosis 等；医生—医生交流社区包括诊疗通、Doximity 等。

在线健康社区中用户知识需求通常是在这几种情境下形成的：一是根据用户遇到的问题任务驱动下形成的知识需求，用户由于自身的知识储备和经验不足、求知欲得不到满足而产生的知识需求，这种需求有一定的目的性，但是用户不一定能够清晰地表达出来；二是在浏览偶遇情境中形成的知识需求，这种情境下用户通常没有明确的目的和计划，只是在浏览和查阅相关资料时，突然产生好奇心和求知欲，这种需求不具有持久性；三是在互动交流过程中形成的知识需求，用户在在线健康社区中通过发帖、回帖内容，来获取健康知识，在互动交流过程中用户的认知水平和知识结构逐渐完善，可能会进一步产生新的知识需求，这种情境下用户的知识需求逐渐显化和清晰。

在线健康社区中用户知识需求是一个逐步认知的动态演化过程，从简单的知识利用需求到主动的知识服务需求，从粗粒度知识搜索到细粒度个性化精准服务推荐，用户对健康知识需求不断深入，对知识信息的利用程度也不断提高。根据马斯洛的需求层次理论（马斯洛，2003）、用户信息需求语境模型和用户信息需求的状态和类型，可以将在线健康社区中用户健康知识需求划分为客观状态知识需求、意识层次知识需求、表达层次知识需求、明确的知识需求和个性化知识需求五个层次，如图4-1所示。

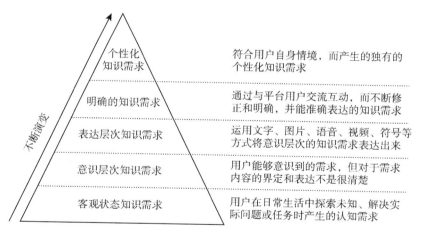

图4-1　在线健康社区中用户健康知识需求层次结构

从图中可以看出，最底层的客观状态知识需求是用户最基本的需求，主要是指在线健康社区中的用户在日常生活中解决实际问题和任务过程中产生的对未知事物的探索和认知需求。这种需求是客观存在的，不以用户主观认知为转移，而是由周围的环境、制度、情境等决定。另外，这是一种隐性知识需求，有些可以被用户意识到，但是大部分需要随着时间和工作进度而慢慢被用户挖掘出来。

意识层次知识需求是指在线健康社区中用户头脑中所反映出的需求，可以被用户意识到，但是由于用户认知水平的差异和不足，对于需求内容的界定和表达不够清晰。并不是所有客观状态的知识需求都可以被用户意识到，用户意识层次的知识需求会受到用户自身认知水平和事物本质的影响。另外，意识层次的知识需求是客观知识需求的一种心理认知状态，也是一种隐性知识需求，受到用户自身的知识储备、求知欲、经验价值等因素的影响，并处于不断发展变化中。

表达层次知识需求是指在线健康社区中用户运用文字、图片、语音、视频、符号等方式将意识到的知识需求表达出来的过程。具体表现为用户的发帖、回帖内容等。用户表达层次的知识需求是一种显性的知识需求，容易受到用户自身表达水平、逻辑思维等方面的影响，有些用户不愿意表达或表达出来的知识需求并不能全面表达其意思。

明确的知识需求是指在线健康社区中用户随着自身认知水平的提高和对待解决问题的深入了解，而进一步修正和明确自身的知识需求，使其被更加清晰地表达。具体表现在在线健康社区用户的追问、补充、调整检索方式等行为。明确的知识需求是一种显性知识需求，可以将用户意识到的客观状态知识需求进行准确表达，但是明确的知识需求通常比较容易受平台环境、用户认知能力和回答问题的方式、思维差异等因素影响。

个性化知识需求是根据用户所处的独特情境而产生的知识需求。它是根据客观状态知识需求逐渐被意识、被表达和被明确而产生的更明确具体的用户知识需求。这是一种最高层次的知识需求，通常容易受到社区服务能力、技术条件、用户自身素质等多方面因素的影响。

　　总的来说，在线健康社区中用户健康知识需求是一个递阶性的动态过程，当低层次知识需求得到满足之后，才会致使用户产生更高层次的知识需求。只有不断满足用户的健康知识需求，才能增加用户对平台的黏性和忠诚度，从而为其推荐相应的知识服务。

三　用户健康知识需求演化模型

　　在线健康社区中用户健康知识需求具有以下几个特点：①用户类型多元化和用户需求内容多样化：由于在线健康社区的准入门槛比较低，任何用户都可以在在线健康社区中进行提问和回复，包括日常疾病常识、诊疗效果、用药情况等各方面的问题，而且在线健康社区中用户需求的内容包罗万象，不仅包括对医疗保健常识、药物治疗等专业健康知识资源的需求，还包括对情感交流、社会交互等精神层面的需求。②用户健康知识需求具有场景化和及时性特点：在线健康社区的用户健康知识需求有可能是在浏览偶遇或者特定移动环境下随机形成的，没有目的性和计划性。③用户健康知识需求具有连续性和动态性特点：主要体现在用户在在线健康社区中通过知识交流进一步产生新的需求，而且知识需求量会随着用户自身的认知水平和解决问题的过程逐步增加。④用户健康知识需求具有集成性和个性化特点：在线健康社区中的用户往往不是为了找不到答案而犯愁，而是希望通过最小努力获取更多满足需求的健康知识资源，因此需要在线健康社区能够提供系统完整的智慧健康知识；另外，用户的健康知识需求具有个性化的特点，每个用户的需求各有差异，需要根据个性化需求为其提供智能化知识服务。

　　随着用户自身认知水平、外部环境变化和问题解决程度等多种因素的影响和驱动，在线健康社区中用户健康知识需求不断演化。如图4-2所示。

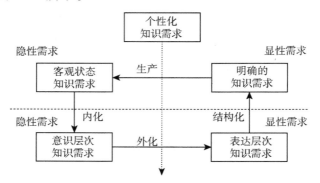

图4-2 在线健康社区中用户健康知识需求演化模型

从图中可以看出,用户客观状态知识需求通过内化和认知,逐步转变为意识层次知识需求;意识层次知识需求通过外化和表达,转变为表达层次知识需求;表达层次知识需求通过结构化和系统化,转变为明确的知识需求;明确的知识需求进一步刺激用户产生新的知识需求,即个性化知识需求;在这一过程中,用户的个性化知识需求推动整个过程的发展和演化。具体的演化动因主要包括以下几个方面:①用户知识结构、认知水平和信息素养的提高可以推动用户知识需求动态演化;②用户互动交流过程可以促进用户健康知识需求进一步明确和表达;③用户遇到问题的解决程度和任务进展可以推进用户健康知识需求的转移和动态演化;④社会化知识创新可以推动用户健康知识需求从单一的信息资源需求,逐渐演化为多元、复合的知识需求和服务需求。

第二节 用户健康知识需求挖掘研究思路

OHC中的用户健康知识需求主要可以通过用户的基本信息、用户行为数据、用户发帖内容、用户回帖和评论内容等进行表征。本书将以国内外典型的在线健康社区为例，挖掘病患用户的健康知识需求。

一　数据来源选择

PatientsLikeMe[①] 是全美国最大的病友互助社区，主要通过患者在社区分享自己的病例数据、与其他病友进行交流和经验分享，为世界各地的患者提供病例搜索和相关治疗方案。目前，该社区已经拥有超过 60 万用户创建和分享自己的医疗记录，并通过提问、交流等标准化问答和测试来进行自我检查，涉及病种超过 2800 个。患者可以在平台上主动记录和分享自己的身体和治疗情况，查看与自己相似病友的治疗方案、用药计划和副作用情况等，寻找类似病例数据进行参考，帮助提升用户的身体情况和生活质量。作为疾病治疗的坚实数据来源，PatientsLikeMe 设计了清晰的用户界面，将病患的基本信息、身体状况、疾病描述、治疗过程等分解为实际的数据和图表，同时将病患之间的交流内容和行为模式数据化，使关于疾病的描述变得更加具体、清晰和易于管理。根据病患生成的健康数据，PatientsLikeMe 已经与其他研究机构共同发表了 100 多篇研究报告，PatientsLikeMe 打破了医患之间的信息不对称，让患者可以更清晰地了解自身情况，并获得生理和心理上的帮助。而且，在数据库之外，PatientsLikeMe 还有一个供会员们交流反馈的论坛，如图 4 - 3 所示。

用户可以在该论坛上随时提出自己的疑问、分享自己的健康信息、用药情况、治疗情况以及针对某种药物和治疗手段提供相应的副作用、治疗效果等细节反馈。由于该论坛直接与数据库连接，用

---

① 　PatientsLikeMe. https：//www. patientslikeme. com/forum/heart ＿ blood ＿ circulatory/topics，2018 - 11 - 20.

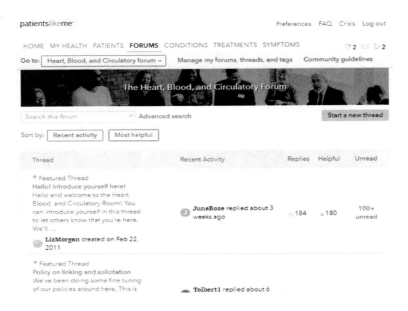

图4-3　PatientsLikeMe 中的高血压相关论坛

户在论坛上发表的信息，随时可以在个人主页上进行佐证，因此该论坛比一般的医学论坛更具有科学性和有效性。PatientsLikeMe 的优势主要有：①可靠的病友社群；②丰富的数据资源；③ 全面的用户功能。因此，本书将以此论坛上高血压版块的用户交流内容为例，研究国外高血压用户的健康知识需求。

慢友帮①是由慢性疾病的病友共同成立的网络 BBS 社区，全称"慢性病病友互助帮"，是国内发展得比较好的病友社区，主要为病友提供分享慢病预防知识、治疗经验、方法等交流服务，是用户结识病友、分享经验、相互勉励的公益性网络平台，相关界面如图4-4 所示。

用户可以在论坛中发布自己遇到的疾病问题，与相关病友进行交流和经验分享。因此，本书将以此论坛上高血压版块的用户交流

① 慢友帮，http：//www. manyoubang. com/group-show-id-36. html，2012 - 12 - 5。

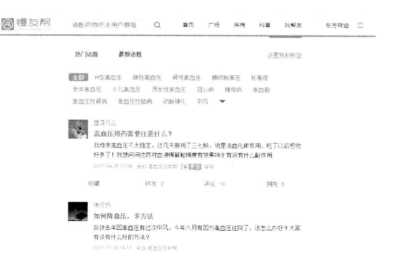

图4-4 慢友帮中的高血压相关论坛

内容为例，研究国内高血压用户的健康知识需求。但是，国内的病友社区大多还处于探索阶段，基本都是通过单病切入、对病友进行心理建设，从而将病友社群中共享的信息进行有效整合。现有平台还没有充分意识到医疗数据的重要性，平台上缺少数据搜集的技术功能，难以对大量的实际信息进行整合分析和细节处理。

综上所述，本书以国内外最典型的患者—患者在线健康社区"PatientsLikeMe"和"慢友帮"中的论坛数据为例，以最常见的慢病患者"高血压患者"为研究对象，挖掘国内外高血压用户群体的健康知识需求，并对其进行比较和分析。

二 研究思路和框架

根据在线健康社区中用户健康知识需求的五个层次可知，用户健康知识需求主要分为：显性知识需求（包括表达层次知识需求和明确的知识需求）、隐性知识需求（包括客观状态知识需求和意识层次知识需求）和用户的个性化知识需求。其中，用户的显性健康知识需求主要通过用户的发帖、回复、评论等内容进行表征，可以通过对文本内容编码和潜在主题分布进行挖掘和分析；用户的隐性健康知识需求主要通过用户的发帖、回帖等交流行为进行表征，需要结合用户自身的基本特性、用户健康状态、用户医疗保健兴趣等进行挖掘和分析；用户的个性化健康知识需求是一种个体行为的知识需求。本书主要通过对"PatientsLikeMe"和"慢友帮"中高血压患者的发帖、回帖内容进行分析，挖掘国内外用户的显性健康知识需求。总体的研究思路和框架如图 4-5 所示。

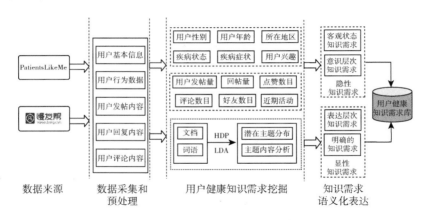

图 4-5　在线健康社区中用户健康知识需求挖掘研究思路和框架

在线健康社区中用户健康知识需求挖掘主要可以分为以下几个步骤：①分别从"PatientsLikeMe"和"慢友帮"中采集用户基本信息、用户行为数据，以及用户发帖、回帖和评论内容等信息，并对其进行预处理；②采用主题模型对用户的发帖内容、评论内容和回复内容等进行分析，挖掘用户通过文字表达出来的显性健康知识需求；③将两种数据来源中获取的国内外用户健康知识需求进行对比分析，并对其采用统一的知识表示方式进行语义化表达，形成用户健康知识需求库。

第三节　在线健康社区中用户健康知识需求挖掘研究

OHC 中的显性知识需求主要包括用户运用文字、符号、视频等方式，以及用户通过追问、补充、评论等内容表达出来的表达层次知识需求和明确的知识需求。本书主要以用户发帖内容为例，通过对用户发帖内容进行主题分析和内容挖掘来探测用户的显性知识需求。

一　数据采集

在 PatientsLikeMe 的 "Heart, Blood, and Circulatory forum" 论坛中，采用 Python 程序爬取高血压用户发帖内容、回复内容、评论内容、点赞信息，以及用户的最近活动信息等；然后进一步爬取用户基本信息，包括用户名、性别、年龄、国家、疾病状态和兴趣等。最终，共获得 405 个帖子［其中 203 个帖子的回复数为 0，另外 202 个帖子共获得 1312 条回复（平均每个帖子的回复数为 6 个）］，共涉及 703 个用户，时间截至 2018 年 7 月 5 日。基本数据格式如表 4 - 1 所示。

表 4 - 1　　　　　PatientsLikeMe 中的基本数据格式

Post_ ID	Post Titiles	Question_ name	sex	age	country	repliers	helpful
Post_ 1	Hello! Introduce yourself here! …	LizMorgan	F	29	United States	163	175
Post_ 2	Medications for your heart problems. …	NanaBanana54	F	63	United States	42	15
Post_ 3	How to get my blood pressure down. …	Fleurgrier	F	50	Australia	27	23

续表

Post_ ID	Post Titiles	Question_ name	sex	age	country	repliers	helpful
Post_ 4	Water Pulled From Vein During Draw …	Kaimira	F	28	United States	20	10
…	…	…	…	…	…	…	…

在慢友帮的"高血压互助帮"中，采用 Python 程序爬取用户发帖内容、回复内容、点赞内容、转发、评论等；然后进一步爬取用户的帮龄、所在城市、关注数、粉丝数、发帖数等。最终，共获得 615 个帖子、2243 条回复，涉及 5597 个用户，时间截至 2018 年 7 月 5 日。基本的数据格式如表 4-2 所示。

表 4-2　　　　　　　慢友帮中的基本数据格式

发帖_ ID	Post Titiles	发帖者	帮龄（年）	所在地址	关注（人）	粉丝（人）	转发（条）	评论（条）
发帖_ 1	高血压用药需要注意什么……	堕落凡尘	3 年	河北保定	11	594	2	10
发帖_ 2	如何降血压，求方法……	伟仔妈	3.2 年	广东	9	7	4	13
发帖_ 3	高血压吃什么药好使……	六月的雨455	3.0 年	黑龙江	8	174	1	12
发帖_ 4	患有高血压能怀孕吗……	开怀一百	5.5 年	未知	0	0	2	18
……	……	……	……	……	……	……	……	……

二　数据预处理

首先，对 PatientsLikeMe 中采集到的用户发帖内容进行清洗和预处理，主要步骤包括：①使用空格对文本内容进行分词；②使用 stop-words 工具包中的 get_ stop_ words（）方法获取停用词表，将无意义的修饰词和副词等进行删除；③使用 NLTK 工具包中的 WordNetLemmatizer（）方法进行词形还原，例如将"hypertensive"还原为"hypertension"；④根据现有的医学主题词表 MeSH、SNOMED CT、UMLS 等构建用户词典，保留特别表达和专有医学名词，例如，血压通常被表示为"H/L mmhg"或"H/L kpa"。

其次，对慢友帮中采集到的用户发帖内容进行清洗和预处理，主要步骤包括：①使用 jieba 工具包对文本内容进行分词；②导入停用词表，将分词后的结果与停用词表进行比对，如果分词结果和停用词表中的词相匹配，则将其删除；③使用 gensim 包来构建 document-term matrix，然后采用 Dictionary（）方法遍历所有文本，为每个不重复的单词分配一个单独的整数 ID，同时收集该单词出现次数以及相关的统计信息，使用 print（dictionary. token 2id）来查看每个单词的 ID；④采用 doc2bow（）方法将 dictionary 转化为一个词袋，得到一个向量的列表 corpus，向量的个数就是文档数，每个文档向量中都包含一系列元组。

最后，将经过清洗和预处理的用户发帖文档和词汇分别进行保存。

三 HDP 主题模型构造

根据对主题模型的介绍，目前比较常用的主题分析方法主要有参数贝叶斯模型（LDA 及其衍生模型）以及非参数贝叶斯模型（HDP 及其衍生模型）。HDP 主题模型的本质是 Dirichlet Process 混合模型的多层形式，不仅可以解决 LDA 主题模型需要人为设定主题数目的问题，而且具有良好的鲁棒性和灵活性（刘少鹏等，2015）。因此，本书将采用 HDP 主题模型对 PatientsLikeMe 和慢友帮中用户发帖内容进行分析，并对挖掘出的潜在主题与 LDA 主题模型挖掘出的主题进行比较。

由于 HDP 主题模型的定义并不能直接应用，需要采用两层 Stick-breaking 方法对其进行构造，具体过程如下：

（1）第 1 层构造：$\beta_k' \sim Beta\ (1,\ \gamma)$，$\beta_k = \beta_k' \prod\limits_{l=1}^{k-1} (1 - \beta_1')$

$$\varphi_k \sim H,\ G_0 = \sum_{k=1}^{\infty} \beta_k \delta_{\varphi k}$$

其中，β_k 表示一组服从 Beta 分布的随机数，φ_k 表示从基分布 H 中抽样的点，$\delta_{\varphi k}$ 表示抽样点的值。G_0 是由一系列从基分布 H 中采样得到的离散点组成，采样点记为 $\{\varphi_k\}_{k=1}^{\infty}$，其权重为 $\{\beta_k\}_{k=1}^{\infty}$，关于 β 的分布也可以记为 $\beta \sim GEM(\gamma)$。通过第一层构造可以保证文档间的主题共享。

（2）第 2 层构造：$\pi_{jk} \sim GEM(\alpha_0)$，$\varphi_k \sim H$，$G_j = \sum\limits_{k=1}^{\infty} \pi_{jk} \delta_{\varphi_k}$

其中，π_{jk} 表示取 δ_{φ_k} 点的概率。该构造方法并没有改变采样点，只是对采样点的权值做连续处理，HDP 主题模型的 Stick-breaking 构造过程如图 4-6 所示。

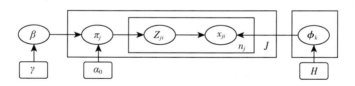

图 4-6　HDP 主题模型的 Stick-breaking 构造过程

通过两层 HDP 主题模型构造完成主题的挖掘后，需要从主题中选择一个既关键又新颖的主题词来表征这个主题。主题词的提取需要满足以下两个条件：一是主题词需要尽可能覆盖文本的主要内容；二是主题词的冗余重复信息要尽可能少。因此，需要对主题模型的效果进行测度，同时对提取出的主题做进一步的过滤和清洗。

（3）主题模型效果测度指标：评价主题模型质量和效果的指标主要包括主题关联度、内容困惑度等。

主题之间的关联度可以根据子主题之间的 KullBack-Leibler Divergence（KL 距离）来表示，主题之间的差异性越大，计算出的 KL 距离也越大，同时说明主题的多样性越好；当 KL 距离为 0 时，表示两个主题完全一致。主题之间的关联度是衡量一个主题模型优劣的重要手段。子主题之间的 KL 距离可以表示为式（4-1）：

$$KL\left(\varphi_1, \varphi_2\right) = \sum_{x_s} p\left(x_{ji} \mid \varphi_1\right) \log \frac{p\left(x_{ji} \mid \varphi_1\right)}{p\left(x_{ji} \mid \varphi_2\right)} \quad (4-1)$$

内容困惑度一般指语料库中所有词例（token）似然值的几何平均数的倒数，故内容困惑度越小，说明语料库中的似然值越大，即训练出的模型对新文本的主题预测能力越强，主题模型的效果越好（刘少鹏等，2015）。内容困惑度指标被广泛应用于主题模型的效果评价中，其计算方法如式（4-2）所示：

$$\text{perplexity}\left(x\right) = \exp\left(-\sum_{j}^{J}\sum_{i}^{N_j} \log p\left(x_{ji}\right) \Big/ \sum_{j}^{J} N_j\right) (4-2)$$

四　实验和结果分析

将经过清洗和预处理的用户发帖文档输入到 HDP 主题模型中，同时将 LDA 主题模型挖掘出的主题结果作为对比参照。在 HDP 主题模型中，将基分布 H 的超参数 η 设为 0.5，concentration 参数由 gamma 先验分布决定 $[\gamma \propto \Gamma\left(1, 0.1\right), \alpha_0 \propto \Gamma\left(1, 1\right)]$。然后在 LDA 主题模型中，设置主题数目 K、文档—主题分布 θ 的超参数 α、主题—词对分布 φ 的超参数 β、迭代次数 n，最后输出主题—词汇矩阵和文档—主题矩阵，经过实验调优最终将主题数目设置为 5，α 设置为 0.5，β 设置为 0.02。为将 HDP 主题模型和 LDA 主题模型的结果做对比，本书将 HDP 主题模型的主题输出数目也设置为 5。

（一）PatientsLikeMe 中主题挖掘结果

PatientsLikeMe 中获取的潜在主题和最能代表主题的 10 个词如表 4 - 3 所示。从表中可以看出，在 PatientsLikeMe 的用户发帖文档中，基于 HDP 主题模型和 LDA 主题模型获取的五个潜在主题均可以归纳为：①发病原因；②治疗手段；③药物作用；④诊断方式；⑤发病症状。

表 4 - 3　　PatientsLikeMe 中基于 HDP 主题模型和 LDA 主题模型的主题挖掘结果

	Topic 0	Topic 1	Topic 2	Topic 3	Topic 4
	发病原因	治疗手段	药物作用	诊断方式	发病症状
	tightness	fight	isosorbide	gender	ivabradine
	ground	producer	addison	coarctation	symptomatic
	street	claudication	creature	attended	impressive
	neuro	cessation	care	formula	andrea
HDP 主题模型	laundry	heal	thrive	preview	curcumin
	rescueman	fibrosis	flax	transplant	bruise
	defibrillator	expression	inkling	killed	circus
	admit	immune	treating	toe	outdoor
	pacer	thickening	admins	redesign	nausea
	treat	severe	organ	aaron	season
	发病原因	治疗手段	药物作用	诊断方式	疾病症状
	condition	doctor	forum	pain	experience
	health	share	cardiologist	blood	symptom
	hospital	care	notification	disease	normal
LDA 主题模型	control	spasm	support	stent	procedure
	water	april	part	sense	information
	similar	kind	artery	pulmonary	mild
	limb	manner	message	diet	muscle
	felt	mailbox	valve	subscription	recommend
	find	friend	period	baclofen	started
	make	unit	working	mycycle	foot

第一个主题"发病原因"：通过 HDP 主题模型获取的主题词主要包括 tightness（紧密性）、ground（地面）、street（街道）、laundry（洗衣店）、rescueman（救援人员）、defibrillator（除颤器）、treat（治疗）等词，这些词都比较具体，能够基本反映高血压的发病原因以及需要采取的一系列紧急救援措施；而通过 LDA 主题模型获取的主题词主要包括 condition（条件）、health（健康）、hospital（医院）、control（控制）、water（水）等词，还有一些动词如"find"（发现）、"felt"（受到）、"make"（使）等，这些词更加直接明了，但是能表示具体意思的词不多。

第二个主题"治疗手段"：通过 HDP 主题模型获取的主题词主要包括 fight（战斗）、producer（生产者）、claudication（跛行）、heal（治愈）、fibrosis（纤维化）、immune（免疫）、thicken-ing（增稠）等词；而通过 LDA 主题模型获取的主题词主要包括 doctor（医生）、share（共享）、care（照顾）、spasm（痉挛）、man-ner（方式）等词。

第三个主题"药物作用"：通过 HDP 主题模型获取的主题词主要包括 isosorbide（异山梨醇）、creature（生物）、flax（亚麻）、inkling（迹象）、treating（治疗）、admins（管理员）、organ（器官）；而通过 LDA 主题模型获取的主题词主要包括 cardiologist（心脏病学家）、notification（通知）、support（支持）、artery（动脉）、valve（阀门）等词。

第四个主题"诊断方式"：通过 HDP 主题模型获取的主题词主要包括 gender（性别）、coarctation（缩窄）、preview（预览）、trans-plant（移植）、redesign（重新设计）等；通过 LDA 主题模型获取的主题词主要包括 pain（疼痛）、blood（血）、disease（疾病）、stent（支架）、pulmonary（肺）、diet（饮食）、baclofen（巴氯芬）、mycycle（全循环）等词。

第五个主题"发病症状"：通过 HDP 主题模型获取的主题词主要包括 ivabradine（伊伐布雷定，一种减缓心率的药）、symptomatic（症状）、curcumin（姜）、bruise（挫伤）、outdoor（户外）、nausea（恶心）、season（季节）等词；通过 LDA 主题模型获取的主题词主要包括 experience（经验）、symptom（症状）、procedure（程序）、mild（温和）、muscle（肌肉）等词。

总的来说，通过对 PatientsLikeMe 中基于 HDP 主题模型和 LDA 主题模型获取的潜在主题和主题词进行分析，发现这两个模型获取的潜在主题内容大致相同，但是基于 HDP 主题模型获取的主题词更加明确具体，能够反映事物的细节；而基于 LDA 主题模型获取的主题词更加分散，部分主题词的综合性比较强，但是无意义主题词也较多。

（二）慢友帮中主题挖掘结果

将慢友帮中用户发帖内容导入 HDP 主题模型和 LDA 主题模型中，获取的 5 个潜在主题和出现频率最高的 10 个词如表 4-4 所示。

表 4-4   慢友帮中基于 HDP 主题模型和 LDA 主题模型的主题挖掘结果

		Topic 0	Topic 1	Topic 2	Topic 3	Topic 4
		治疗手段	诊断方式	发病症状	发病原因	药物作用
HDP 主题模型		治疗	心电图	心电图	心电图	心电图
		心电图	心动过速	治疗	治疗	治疗
		患者	治疗	患者	高血压	碘
		性	诊断	诊断	诊断	酮
		指南	讨论	高血压	患者	胺
		高血压	心脏	病例	帮忙	心脏
		心肌梗死	患者	心衰	动脉	房颤
		心衰	高血压	房颤	房颤	诊断
		心血管	病例	心梗	心衰	冠脉
		诊断	房颤	冠脉	心动过速	病例

续表

	Topic 0	Topic 1	Topic 2	Topic 3	Topic 4
LDA 主题模型	发病原因	发病症状	治疗手段	诊断方式	药物作用
	血管	性	治疗	胸闷	预激
	心肌	静脉	心衰	胸痛	下肢
	研究	血栓	心梗	检查	综合征
	心肌炎	心动过速	心力衰竭	患者	洋地黄
	酶	心律	肺动脉	反复	控制
	血脂	心肌病	溶栓	水肿	中毒
	头晕	损伤	冠心病	肝素	视频
	室性早搏	舒张	斑块	女性	室上性
	肌钙蛋白	鉴别	方案	男性	动脉瘤
	心慌	心脏起搏器	病人	房早	畸形

从表中可以看出，在慢友帮的用户发帖内容中，通过 HDP 主题模型获取的主题词都比较相似，均包括"治疗""心电图""诊断""心动过速"等词，只是每个词语在各主题中出现的概率有差异；而通过 LDA 主题模型获取的主题词相对来说更能代表用户感兴趣的主题，可以将主题 0 归纳为"发病原因"，主题 1 归纳为"发病症状"，主题 2 归纳为"治疗手段"，主题 3 归纳为"诊断方式"，主题 4 归纳为"药物作用"。

（三）主题内容对比分析

为了比较基于 HDP 主题模型和 LDA 主题模型获得的主题效果，本书将根据 KL 距离计算公式，计算这两个主题模型获取的主题之间的 KL 距离。PatientsLikeMe 和慢友帮中获得的主题之间的 KL 距离如图 4-7 和图 4-8 所示。

根据 KL 距离计算公式可知，主题之间的差异性与 KL 距离成正比，KL 距离越大，主题之间的差异性越大；当 KL 距离为 0 时，表示两个主题完全一致。图 4-7 和图 4-8 展示了 PatientsLikeMe 和慢

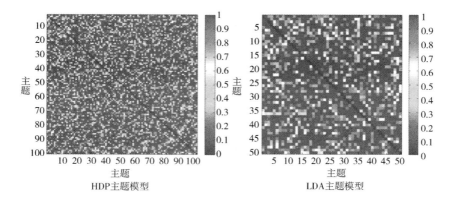

图 4 – 7　**PatientsLikeMe** 中的主题 **KL** 距离

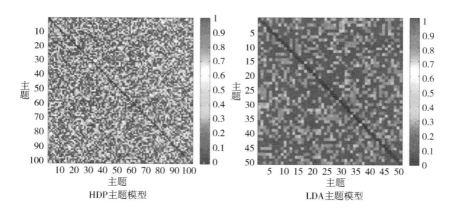

图 4 – 8　慢友帮中的主题 **KL** 距离

友帮中根据 HDP 主题模型和 LDA 主题模型获取的主题之间的 KL 距离。

　　从图中可以看出，基于 HDP 主题模型获取的主题比较密集，而且主题之间的 KL 值相对较小，即不同主题中出现相同主题词的可能性更大。出现这种情况的原因主要是：一方面 HDP 主题模型和 LDA 主题模型未考虑在线健康社区中用户发帖内容的特点，从中抽取出的潜在主题之间内容相互混淆，不利于用户理解；另一方面是 LDA 主题模型预先将主题数目设置为 5 个，为了将 HDP 主题模型获取的主题结果与 LDA 主题模型进行对比，故将 HDP 主题模型的主题输出数目也设置为5，这与实际情况相符的机会较小，导致主题之间更容易混淆。另外，慢友帮中获取的主题之间的 KL 距离比 PatientsLikeMe 中大，说明 HDP 主题模型和 LDA 主题模型在中文数据集中获取的主题效果相对较好。

　　然后，根据内容困惑度计算公式可知，内容困惑度越低，主题模型的效果越好。将迭代次数设置为100，HDP 主题模型和 LDA 主题模型的内容困惑度如图 4 - 9 所示。从图中可以看出，HDP 主题模型的效果比 LDA 主题模型更好，说明能够自动确定主题数目是提升潜在主题挖掘效果的关键因素。

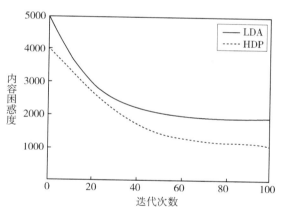

图 4 - 9　LDA 主题模型和 HDP 主题模型获取的内容困惑度

（四）国内外在线健康社区用户健康知识需求比较分析

　　根据"PatientsLikeMe"和"慢友帮"中用户发帖内容挖掘出的潜在主题，发现国内外用户的发帖内容都围绕发病原因、治疗手段、药物作用、诊断方式、发病症状几个主题内容展开，说明这些主题是国外、国内用户共同感兴趣的主题，也是用户表达出来的健康知识需求。基于 HDP 主题模型获取各主题之间的 KL 距离如图 4 - 10 所示。

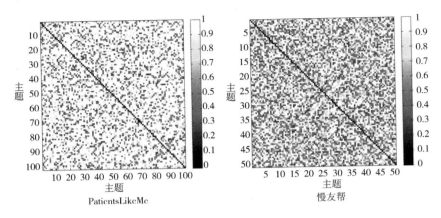

图 4 - 10　基于 HDP 主题模型获取各主题之间的 KL 距离

从图中可以看出，PatientsLikeMe 中获取的主题之间的 KL 距离相对较大，即主题之间的差异性较大，主题多样性比较丰富；而慢友帮中获取的主题之间的 KL 距离相对较小，即主题之间的差异性较小。出现这种情况的原因主要是国内外用户在健康知识需求表达方式上存在差异。

第四节　本章小结

本章主要分析了在线健康社区中用户健康知识需求类型、层级结构和演化模式，然后以国内外比较典型的患者—患者健康社区 PatientsLikeMe 和慢友帮中的高血压患者为例，挖掘国内外用户的健康知识需求，并将其对比分析。

通过理论分析可以发现，在线健康社区中用户健康知识需求主要可以划分为客观状态知识需求、意识层次知识需求、表达层次知识需求、明确的层次知识需求和个性化知识需求。其中客观状态知识需求和意识层次知识需求是一种隐性的知识需求，主要通过用户的基本信息，以及用户在在线健康社区中的交流行为和行为动机等进行表征；表达层次知识需求和明确的层次知识需求是一种显性的知识需求，主要通过用户表达出来的文字、发帖内容、评论内容等进行表征；个性化知识需求贯穿在在线健康社区的所有活动过程中。

为挖掘在线健康社区中用户的健康知识需求，本书采用非参数贝叶斯模型挖掘用户发帖内容中的潜在主题，根据主题内容分布来分析用户表达出来的显性知识需求。研究结果发现，国内外用户的发帖内容都围绕发病原因、治疗手段、药物作用、诊断方式、发病症状几个主题展开，说明这些主题是国内外用户共同感兴趣的，也是用户表达出来的显性健康知识需求。然后，本书将基于 HDP 主题模型和 LDA 主题模型获取的主题之间的 KL 距离、内容困惑度等进行了比较和分析，发现 HDP 主题模型的效果比 LDA 主题模型更好；另外，国外用户的发帖内容主题之间的 KL 距离比国内用户的更大，说明国外用户发帖内容的主题多样性更强。

总的来说，本章从理论层面剖析了在线健康社区中用户健康知识需求的层级结构和演化路径；从实证层面对国内外典型的在线健康社区中用户健康知识需求进行了挖掘和分析，为研究用户健康知识需求提供了一定的参考和借鉴。本书研究用户健康知识需求的最终目的是将挖掘出的知识需求进行语义化表达，以形成用户健康知识需求库，为后续基于用户健康知识需求开展智慧健康知识融合和知识服务奠定基础。

第五章　智慧健康知识抽取与主题内容标注

知识抽取（Knowledge Extraction）是开展知识融合的前提，也是构建领域知识库和知识图谱的首要任务。自 20 世纪 70 年代后期出现在 NLP 领域以来，知识抽取被广泛应用于 Web 数据处理和应用、碎片化文本信息处理和知识库构建过程中。知识抽取的目的在于从现有无语义信息的自然语言文本中抽取出结构化的、与本体匹配的事实知识，进而增强信息的可适用性和可重用性（刘鹏博等，2010）。本章旨在根据智慧健康知识的分类，描述从结构化医学本体（知识库）、半结构化网页百科资源及非结构化自由文档中抽取智慧健康知识的任务和流程；然后以与高血压相关的非结构化生物医学文献为例，分别采用传统的生物医学文献知识抽取和术语关联方法，以及深度学习方法等对其进行知识抽取和关联挖掘，并将抽取出的知识进行内容分析和语义标注，为下一步知识融合研究奠定基础。

第一节　智慧健康知识抽取任务和流程

根据智慧健康知识的来源和结构化程度，可以将其划分为结构化医学本体（知识库）、半结构化网页百科资源、非结构化自由文档（包括生物医学文献、网络社区资源、疾病标准文档和专科诊疗案例库数据等）。三种类型的知识抽取任务和流程如图 5-1 所示。

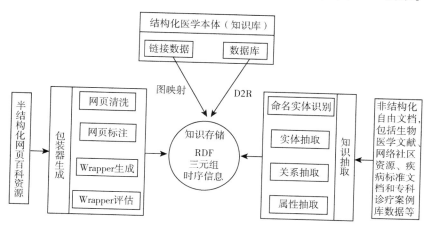

图 5-1　知识抽取任务和流程

其中，结构化医学本体（知识库）具有良好的布局结构，可以通过图映射和 D2R 对其进行知识抽取；半结构化网页百科资源具有大量的重复性结构，在一定程度上具有结构化文档的特征，可以通过生成包装器来学习抽取规则，进行网页清洗、网页标注、Wrapper 生成和 Wrapper 评估，从而抽取知识；非结构化自由文档（包括生物医学文献、网络社区资源、疾病标准文档和专科诊疗案例库数据等）表达方式灵活，且都是由自然语言语句构成，对这类文档进行知识抽取非常困难，通常需要借助自然语言处理（NLP）技术、机器学习方法等进行命名实体识别、实体抽取、关系抽取和属性抽取，对句子的语法和语义进行分析。

一　面向结构化医学本体/知识库的知识抽取

常用的医学领域本体和知识库包括临床医学库 SNOMED-CT、

医学主题词表 MeSH、一体化医学语言系统 UMLS、OMIM、Drug bank、GO、DO 等。针对这些结构化的医学本体/知识库，通常可以采用图映射或 D2R 的方式进行知识抽取。本书以 DO[①] 为例，抽取其中与高血压 Hypertension 相关的实体和关系。DO 是 Schriml 等（2012）构建的关于疾病术语之间复杂逻辑关系的疾病本体库，其整合了 MeSH、ICD 标准、SNOMEDCT 和 OMIM 等医学知识库中的疾病术语，是以本体概念构建的人类疾病分类系统。其结构和基本形式如图 5 - 2 所示。

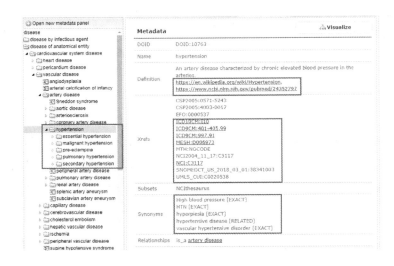

图 5 - 2　DO 的结构和基本形式

DO 中的高血压（Hypertension）板块主要将高血压分为原发性高血压（essential hypertension）、恶性高血压（malignant hypertension）、先兆子痫（pre-eclampsia）、肺动脉高血压（pulmonary hypertension）和继发性高血压（secondary hypertension）。元数据界面主要包括高血压的名称（name）、定义（definition）、参考的数据标准

---

①　Disease Ontology，http：//disease-ontology. org/，2018 - 12 - 25.

（Xrefs）、子集、同义词和关系。其中，高血压相关定义参考了Wikipedia 和 NCBI 中的相关链接，数据标准参考了 ICD10、MeSH、SNOMEDCT、UMLS 等结构化叙词表，高血压的同义词包括 high blood pressure、hypertensive disease、hyperpiesia 和 vascular hypertensive disorder 等。根据 OWL/RDF 转换，抽取部分高血压实体和实体之间的关系，如图 5 - 3 所示。

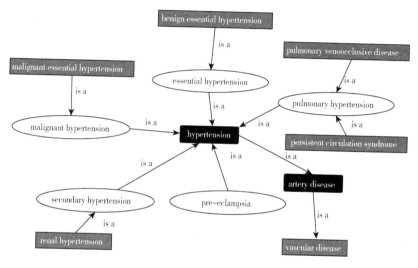

图 5 - 3　DO 中部分高血压实体和实体之间的关系

DO 中包含了 12564 个疾病名词和 341850 条对外部数据库的引用记录，但是，由于缺乏对每种疾病的详细发病原因、治疗手段、药物作用等方面的描述，DO 通常作为基础骨架，确定某疾病领域共同认可的实体和实体分类，然后被复用于其他具体疾病本体的构建中，为捕获相关领域知识提供参考。

二　面向半结构化网页百科资源的知识抽取

半结构化网页百科资源主要是指 Web 网页信息，包括 Wikipedia、百度百科、360 百科等。对于半结构化网页百科资源，通常通过生成包装器来进行知识抽取。包装器是一种基于规则的文本信息抽取模型，本质是一系列抽取规则及应用这些规则的计算机代码，目的是从特定信息源（HTML 网页）中抽取出结构化知识（李宏伟等，2009）。Web 网页数据知识抽取流程如图 5 - 4 所示。

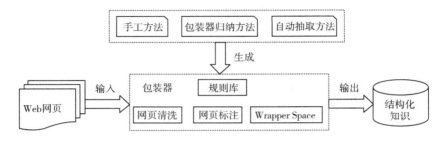

图 5 - 4　Web 网页数据中的知识抽取流程

包装器可以通过手工方法、包装器归纳方法和自动抽取方法生成。目前，比较常用的是包装器归纳方法，它是基于有监督学习的，从标注好的训练样例集合中学习数据抽取规则，用于从其他相同标记或相同网页模板抽取目标数据。在包装器生成过程中，首先，需要对 Web 网页进行清洗，网页结构的不规范会导致知识抽取过程中产生噪声；其次，对网页进行标注，即给网页中的某个位置打上特殊标签；最后，对标注的数据生成 Wrapper Space 集合空间，对生成的集合进行归纳，形成若干个子集。

由于 Wikipedia 是目前全球网络上最大且最受大众欢迎的参考工具书，在科学文章领域与传统《大英百科全书》有相似的精确度。因此，本书以 Wikipedia 中的健康知识抽取为例，为智慧健康知识图谱/知识库构建提供支撑。选取 Wikipedia 中的 hypertension（高血压）词条，搜索界面和词条内容如图 5 - 5 所示。

Wikipedia 的搜索界面主要包括目录栏（main page）、详细介绍

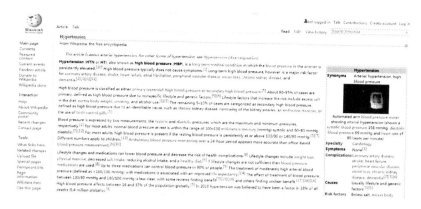

图 5 - 5　Wikipedia 中的 hypertension 搜索界面和词条内容

栏（article）和词条展示。其中，具体的 hypertension 词条的内容如图 5 - 6 所示。

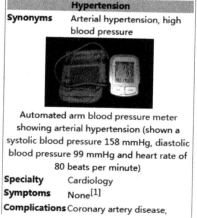

图 5 - 6　Wikipedia 中的 hypertension 词条

由于词条展示的内容比较简短，精确度也相对较高，本书通过手工提取的方式定义包装器的规则，并通过 Wikipedia 页面信息提供的 API 接口爬取网页文本信息，导入包装器中，抽取的部分实体与实体关系如表 5 - 1 所示。

表 5 – 1   Wikipedia 网页数据中抽取的部分实体与实体关系

Entities_ 1	Relations	Entities
Hypertension	Specialty	Cardiology
Hypertension	Complications	Coronary artery disease
Hypertension	Complications	Stroke
Hypertension	Complications	Heart failure
Hypertension	Causes	Usually lifestyle
Hypertension	Risk factors	Excess salt
Hypertension	Risk factors	Smoking
Hypertension	Treatment	Medications
…	…	…

三 面向非结构化自由文档的知识抽取

非结构化自由文档表达方式比较灵活，也没有规范的结构。对于这类文档，往往需要借助 NLP 的相关技术来处理大规模词汇，同时需要利用更细粒度的语义识别工具和方法。在非结构化自由文档知识抽取过程中，主要包括实体抽取和关系抽取。

（一）实体抽取

医学实体涉及疾病、药物、基因、蛋白质、化学成分、治疗、病因等，这些实体之间相互关联、彼此交融，比如说药物—疾病关系，疾病—基因关系、蛋白质之间相互作用关系等。医学实体抽取是指从自然语言文本中识别出特定类型的医学命名实体，并将其以标准化形式表示出来的过程。目前，主流的医学实体抽取方法主要有基于字典匹配与专家规则的方法、传统浅层机器学习方法和深度学习方法（李昊迪，2018）。这些方法原理和优缺点如表5 – 2 所示。

表 5 - 2　　　　　　　　主流的医学实体抽取方法对比分析

实体抽取方法	原理	优点	局限性
字典匹配与专家规则的方法	利用专家经验制定规则、使用医学字典提高准确率	简单且无须监督，可以作为初步基线解决方案	词典构建困难且覆盖性有限；难以应用到大规模开放数据
传统浅层机器学习方法	采用特征工程和针对性算法从假设空间中寻求在标准训练集上的局部或全局最优解	稳定性与抽取效果比较均衡；在小规模数据集上可取得可靠效果	性能依赖于特征工程的人工选择结果；在大规模语料中的实体抽取效果不佳
深度学习方法	深度神经网络、深度置信网络 DBN、循环神经网络 RNN、BiL-STM-CRF 模型等	具有更低的特征依赖；适用于大规模开放数据	医学知识特征对深度学习方法的性能有较大影响

　　早期，通常采用基于字典匹配与专家规则的方法抽取知识实体。根据医学领域专家的经验来制定规则，同时根据已有的医学词典（如公众健康词表 CHV、主题词表 MeSH Terms、SNOMEDCT 等）来提高医学实体抽取的准确性和覆盖率，这种方法比较简单、易操作且无须监督，得到了广泛应用（Wu et al.，2012）。但是随着大规模开放数据的应用，该方法存在很大的局限性。一方面是医学领域知识日新月异，专家的经验和精力有限，难以及时更新；另一方面是医学领域词典构建比较困难，且覆盖面有限，导致该方法难以被应用于有大量新词或者语言表达差异较大的情况。目前，一般将该方法作为初步基线解决方案，辅助其他方法的运用，以提高实体抽取的准确率。

　　基于传统浅层机器学习方法的实体抽取通常是指采用特征工程和针对性算法，包括支持向量机 SVM、隐马尔可夫模型 HMM、条件随机场 CRF、结构化支持向量机模型 SSVM 等，从假设空间中寻求在标准训练集上的局部或全局最优解。该方法稳定性与抽取效果比较均衡，在医学领域实体识别和抽取中取得了较好的效果（Tang et al.，2012；Alshaikhdeeb，2016）。但是该方法的性能很大程度上依赖于特征工程的人工选择结果，在大规模语料中的实体抽取效果不佳。

近年来深度学习方法引起了广泛关注，在医学领域实体抽取中也取得了较大进展。基于深度学习的方法能够从原始数据中自主学习，从而找到更深层次、更加抽象的特征。目前比较广泛使用的深度学习方法主要包括深度神经网络、深度置信网络 DBN、循环神经网络 RNN、BiLSTM – CRF 模型等。例如，Chen 等（2010）采用深度置信网络 DBN 识别和抽取文本中的实体，效果优于传统浅层机器学习方法。Jagannatha 等（2016）采用深度循环神经网络 RNN 在医学数据集上进行实体抽取和验证，进一步提高了抽取效率。Huang 等（2015）构建了 BiLSTM – CRF 模型，并指出其在通用领域的不同实体标注和抽取任务中，能达到或接近最佳水平。而且，该方法对特征的依赖程度很低，一些词形、词性的变化对于实体抽取效果影响不大，比较适用于大规模语料中的实体抽取。

（二）关系抽取

医学领域实体之间的关系主要有两种：一种是层级关系，即实体之间存在层次结构，按照本体的观点通常是指上位、下位本体或实体的概念之间的关系，例如"高血压"和"继发性高血压"是疾病的分类层次关系；另一种是非层级关系，例如"高血压"与"钙通道拮抗剂"是一种疾病和药物之间的关系，非层级关系还包括疾病—基因关系等。

对于实体间的层级关系，因为医学学科体系的严谨性和规范性，通常需要依照专家构建的医学词典、百科、知识库等进行关系抽取。例如疾病分类标准 ICD-10、MeSH 主题词表的分类，以及临床疾病症状词典 SNOMED CT 等，都是比较权威、客观、专业的医学术语词表。

对于实体间的非层级关系，需要依据语料来源、实体识别和抽取的情况、知识图谱的构建模式、构建目的和应用场景等进行分析。现有研究关注的实体类型相对比较有限，都是事先预定义需要抽取的实体关系类型（包括疾病、基因、药物、症状等实体之间的关系），再将关系抽取转化为分类问题来处理。例如，Frunza 等（2011）根据临床资料对疾病、治疗和症状这三种医疗实体关系进行识别和分类，通过 SVM 分类算法，结合词汇和句法的语义特征，计算概念实体之间的语义相关性，并引入结构化知识库以提高实验结果的准确性。由于医学实体关系的非层级关系表现方式比较多样，抽取实体关系难度较大，准确度也比较有限。因此，目前常用的实体关系抽取方法比较多样，包括概念图模型、关联数据模型、链路预测方法、机器学习、深度学习等。

在智慧健康领域，非结构化生物医学文献、临床诊疗记录等健康信息资源中积累了大量有价值的医学知识，但是由于医学领域自由文档中知识抽取的复杂性、技术性和严格性，目前关于医学领域知识抽取的研究并不多见，大多数医学领域知识库都是通过领域专家手工构建而成。因此，本书主要以高血压相关的生物医学文献为例，研究其知识抽取过程和术语关联挖掘方法。

第二节　智慧健康知识网络层级结构和术语关联挖掘

作为智慧健康知识库/知识图谱构建的重要知识来源，非结构化生物医学文献中蕴含了大量有价值的信息和知识。传统研究生物医学文献的惯用方式是：提取生物医学文献中的关键词或 MeSH 主题词等，根据其共现关系构建关键词/MeSH 主题词共现网络，然后采用主题模型、社会网络分析方法等对其进行主题内容挖掘和网络结构可视化分析（Robinson et al.，2019）。然而，这些研究大多集中在知识网络的整体特性上，缺少对网络内部知识（术语关联）进行挖掘和组织。随着复杂网络的层级结构得到验证，探索知识网络的层级结构和内部术语关联成为研究医学文献知识的一种有效途径。本书主要目的是利用情报学优势，从层次视角对医学文献中的MeSH 主题词所形成的知识网络进行组织划分，采用层析术语关联和组织方法（tomographic term correlation and organization method, TTCOM）以定量的方式探索 MeSH 主题词网络各层级的内部结构和各层术语之间的关联。

一　数据采集与预处理

在 PubMed 中使用"Hypertension［MeSH Terms］AND（"2000/1/1"［PDat］："2017/5/1"）"为检索策略，共检索到 2000 年以来与高血压相关的文献 99252 篇，选取同时包含摘要和全文的文献题录信息，共计 26717 篇，检索时间截至 2017 年 5 月。将其保存为XML 格式，这是本书的研究对象。

将文献题录数据导入书目共现分析系统（bibliographic items co-occurrence matrix builder, BICOMB）中，选择"MeSH 主题词字段"，对文献题录数据中的 MeSH 主题词进行提取和统计。为确定高频MeSH 主题词，笔者采用 Yang 等（2012）提出的高低频词边界公式 $T = （ -1 + \sqrt{1 + 8I_1}/2 ）$ 来确定主题词的频次阈值，根据该频次阈值在 BICOMB 中选取高频 MeSH 主题词，构建 MeSH 主题词共现矩阵，并将其导入 Ucinet 中转换为邻接矩阵。

二　层析术语关联挖掘和组织方法

本书采用一种剖析网络横截面的层析术语关联挖掘和组织方法对 MeSH 主题词共现网络的层级结构和术语关联进行分析。首先，通过计算网络的 k-core 值和聚类系数，将 MeSH 主题词共现网络分解为拓扑层；其次，根据网络节点的度中心性和中间中心性来确定 MeSH 实体在二维平面中的位置，分析各层术语在网络中的重要程度；最后，从定量的角度计算网络各层级之间的相似度，分析各层术语之间的关联和差异。

（一）基于 k-core 的网络层级划分

k-core 值是复杂网络分析中常用的参数之一，它可以被定义为该节点至少有 k 个互联的最大子图（Larsen & Ellersgaard，2017）。获取 k-core 的方法是迭代剔除总网络中度数小于 k 的节点，从而得到各个稳定的子网。其基本思路是：在网络中要成为核心节点，不仅自身需要达到一定的度数，而且必须有一定数量的至少与其同等重要的邻居节点（Carmi et al.，2007）。随着网络规模增长，节点 k-core 值不会像节点度一样剧烈变动，而是逐渐趋于稳定（Shin et al.，2018）。因此，k-core 值常被用于划分网络的层次结构。一个简单的基于 k-core 的网络分层示例如图 5 - 7 所示。

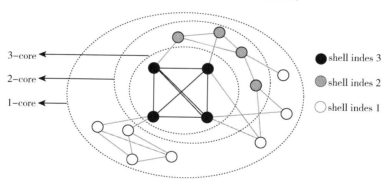

图 5 - 7　一个简单的基于 k-core 的网络分层示例

本书将采用 Xiao 等（2016）"先分再合"的思想，将 MeSH 主题词共现网络按 k-core 值划分为多个子层，然后按各层的聚类系数将其融合成几个大层，来分析各个网络层级的细节形态和术语关联。

（二）各层节点位置和术语关联分析

为比较各个网络层级之间的术语关联，需要确定知识实体在每一层网络中的位置。首先，将网络分解为拓扑层，每一层是由度中心性和中间中心性组成的二维平面，如图5-8所示。其中，度中心性是指节点与相邻节点间的局部重要性，中间中心性是指节点与非相邻节点间的全局中介重要性（Wasserman、Faust，2012）。节点在每一层上的位置代表其与其他节点的局部重要性和在某个特定主题中的全局重要性。每一层都可以分为4个象限，HH象限表示度中心性和中间中心性都很高，该节点对应在局部和全局都有影响力的实体；HL象限表示度中心性很高，中间中心性低，该节点对应在局部有影响力的实体；LH象限表示度中心性低，中间中心性很高，该节点对应在全局有影响力的实体。LL象限表示度中心性和中间中心性都很低，对应在局部和全局都不重要的实体。

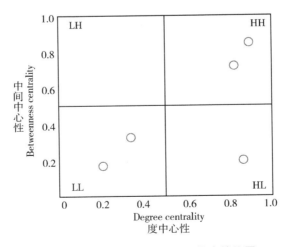

图5-8　知识实体在每一层网络中的位置

为了比较层与层，以及术语与术语之间的相关性和差异性，需要为每一层建立度中心度向量和中间中心度向量，两两计算它们的余弦相似度。根据度中心性相似度和中间中心性相似度值来确定 x

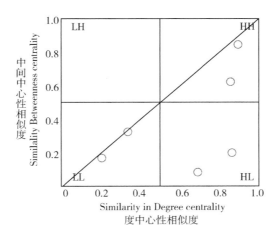

图 5 - 9　层与层的相似性

轴和 y 轴的位置，如图 5 - 9 所示。与图 5 - 8 相似，图 5 - 9 被分成 4 个象限：HH、HL、LH、LL。与各点的距离表示两层之间总的相似性。当所有点都落在对角线上，表示两层知识实体在度中心度和中间中心度上具有线性关系。如果点的分布倾向于 x 轴，说明来自不同层级的实体具有相似的局部角色；如果点的分布倾向于 y 轴，则说明来自不同层级的实体具有相似的全局角色。

层析术语关联挖掘和组织方法的过程如下：①MeSH 主题词共现网络构建；②基于 k-core 值将网络节点分成不同层；③计算每一层节点的度中心度和中间中心度，将其在坐标中表示出来；④为每一层建立度中心度向量和中间中心度向量；⑤计算各层之间的余弦相似度并将其映射到二维坐标中进行分析。

三　实验与结果分析

（一）MeSH 主题词网络层级划分

将处理的原始邻接矩阵导入 NetDraw 中，选择 Analysis 菜单中的 k-cores 选项计算节点 k-core 值。为减少图形的复杂度，只选取出现频次最高的 Top-100 个节点进行分析。共得到 19 个不同的 k-core 值，其中最大的 k-core 值是 31，最小的是 12。将这 19 个 k-shell 看作不同的子层，分别计算它们的聚类系数，如表 5 - 3 所示。

表 5 - 3   各 k-shell 子层的聚类系数

k-shell	Clustering coefficients	k-shell	Clustering coefficients	k-shell	Clustering coefficients
31	1093.86	23	1	16	1
30	1	22	1	15	1
29	100.67	21	1	14	1
27	1	20	1	13	264.67
26	1	19	218.944	12	1
25	1	18	1		
24	123.67	17	1		

根据各个 k-shell 的聚类系数可知，19 个子层存在部分相邻层特征相近，同时又有相邻层特征迥异的情况。因此，可根据聚类系数的大小，将特征相近的相邻层融合为一个大层，特征相异的子层作为区分大层的边界。本书中的慢病主题词共现网络由内及外可以划分为 3 个层次，如图 5 - 10 所示。

第一层由 k-core 值为 31 的节点组成，因为其聚类系数最大，高达 1093.86；第二层由 k-core 值为 29、24、19、13 的节点组成，因为其聚类系数比较相近；第三层由 k-core 值为 30、27、26、25、23、22、21、20、18、17、16、15、14、12 的节点组成，这些层的聚类系数都为 1。分层后的 MeSH 主题词网络如图 5 - 11 所示。图中以节点度表示节点的大小。第一层包含 37 个节点，第二层包含 33 个节点，第三层包含 30 个节点。

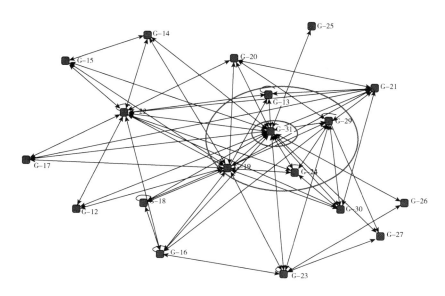

图 5 – 10　基于 k-core 值的慢病主题词网络层级划分

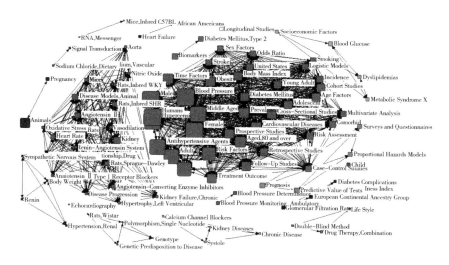

图 5 – 11　分层后的 MeSH 主题词网络

分析各层节点，发现由内向外各层中，节点的语义范围逐渐具体化。选取各层具有代表性的节点列举如表 5 – 4 所示。

表 5 – 4 各层具有代表性的 MeSH 主题词

层次	节点个数	MeSH 主题词
基础层	37	Humans（人）、Antihypentensive age（年龄）、Risk Factors（危险因素）、Antihypertensive Agents（抗高血压药物）、Cardiovascular Diseases（心血管疾病）、Treatment Outcome（治疗结果）、Prospective Studies（前瞻性研究）、Body Mass Index（体重指数）、Risk Assessment（风险评估）、Multivariate Analysis（多变量分析）……
中间层	33	Surveys and Questionnaires（问卷调查）、Socioeconomic Factors（社会经济因素）、Disease Models, Animal（动物疾病模型）、Endothelium, Vascular（内置血管）、Renin-Angiotensin System（肾素系统）、Oxidative Stress（氧化应激）、Dose-Response Relationship, Drug（药物剂量反应关系）、Kidney Failure, Chronic（慢性肾功能衰竭）、Genotype（基因型）……
细节层	30	Diabetes Mellitus, Type 2（Ⅱ型糖尿病）、Severity of Illness Index（疾病严重指数）、Metabolic Syndrome X（代谢综合征 X）、Blood Pressure Monitoring, Ambulatory（血压监测动态）、Glomerular Filtration Rate（肾小球滤过率）、Diabetes Complications（糖尿病并发症）、Heart Failure（心脏衰竭）、Drug Therapy, Combination（药物组合治疗）、Double-Blind Method（双盲方法）、Sympathetic Nervous System（交感神经系统）、Calcium Channel Blockers（钙通道阻滞剂）……

主题词网络中的最内层节点包含 Humans（人）、Antihypentensive age（年龄）、Risk Factors（危险因素）、Multivariate Analysis（多变量分析）、Treatment Outcomes（治疗结果）等比较宽泛的词，这些词在特定领域内被看作领域研究的基础，可将其称为基础层；最外层节点包含 Diabetes Mellitus, Type 2（Ⅱ型糖尿病）、Severity of Illness Index（疾病严重指数）、Metabolic Syndrome X（代谢综合征 X）、Sympathetic Nervous System（交感神经系统）、Calcium Channel Blockers（钙通道阻滞剂）等比较具体的词，这些词可以表征特定领域的研究细节，因此可将其称为细节层；介于上述两者之间的节点包含 Surveys and Questionnaires（问卷调查）、Socioeconomic Factors（社会经济因素）、Disease Models Animal（动物疾病模型）、Endothelium Vascular（内置血管）、Genotype（基因型）等既不宽

泛又不具体的词，这些词可以看作是由基础层向细节层过渡的知识概念，因此可将其称为中间层。

（二）MeSH 主题词网络各层节点位置分析

计算各层节点的度中心性（Degree Centrality）和中间中心性（Betweenness Centrality）值，确定各层知识节点的位置，如图 5－12 所示。

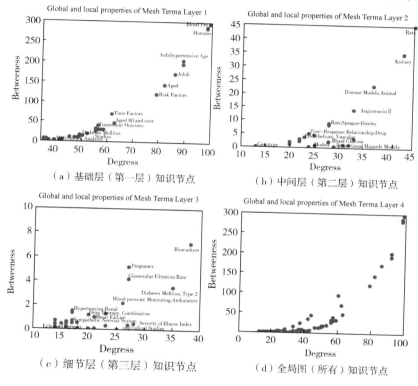

图 5－12 MeSH 主题词网络各层节点位置分布

在基础层（图 5－12a）中，Blood pressure（血压）、Humans（人）、Antihypentensive age（抗高血压年龄）、Risk factors（危险因素）等节点的度中心度和中间中心度都比较高，说明这些节点在局部和全局都很重要；Time factors（时间因素）和 Treatment Outcomes（治疗结果）节点的度中心度比较高，而中间中心度相对较低，说明该节点在局部比较重要，全局重要性相对较弱；另外，Multivariate Analysis（多变量分析）、Diabetes Mellitus（糖尿病）等节点的度中心度和中间中心度都比较低，说明这些节点在基础层处于相对不重要的位置，更接近于下一层（中间层）。

在中间层（图 5 – 12b）中，Rats（老鼠）、kidney（肾）、Disease Models，Animals（动物疾病模型）等节点的度中心度和中间中心度相对比较高，说明这些节点在局部和全局都很重要；Proportional Hazards Models（比例危险模型）、Blood Glucose（血糖）等节点的度中心度比较高，但是中间中心度比较低，说明这些节点在局部比较重要，而全局重要性相对较弱；节点 Genotype（基因型）的度中心度和中间中心度都比较低，说明这些节点在中间层中处于相对不重要的位置，更接近于下一层（细节层）。

在细节层（图 5 – 12c）中，Biomarkers（生物标志物）、Pregnancy（怀孕）、Glomerular Filtration Rate（肾小球滤过率）等节点的度中心度和中间中心度都比较高，说明这些节点在细节层中处于相对比较重要的位置；而节点 Diabetes Mellitus，Type 2（Ⅱ型糖尿病）的度中心度比较高、中间中心度比较低，说明该节点在局部比较重要，而全局重要性相对较弱；Echocardiography（超声心电图）、RNA Messenger（RNA 信使）等节点的度中心度和中间中心度都比较低，说明该节点在细节层中处于相对不重要的位置。所有知识节点的位置如图 5 – 12d 所示。

（三） MeSH 主题词网络各层术语关联分析

将主题词共现矩阵导入 Gephi 中，通过传统社区探测算法（Yang 等，2012）将每个节点作为一个社群进行迭代合并，直到没有新的社群出现，最后，得到 3 个比较稳定的模块。为了比较通过层析术语关联挖掘和组织方法得到的 3 个层级和通过传统社会网络分析方法得到的 3 个模块之间的关联和差异，笔者分别为每一层和每一个模块建立度中心度向量和中间中心度向量，计算各层和各模块向量之间的余弦相似度，从而得到度中心度相似性和中间中心度相似性的值。将各层和各模块之间的相似度在二维平面坐标中表示出来，如图 5 – 13 所示。

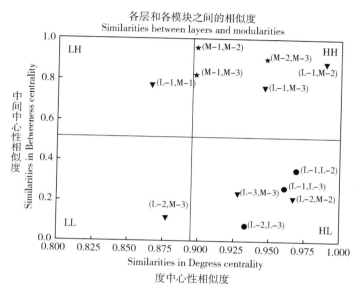

图 5 – 13　各层和各模块之间的相似度

图中，圆形点（L–1，L–2）、（L–2，L–3）、（L–1，L–3）表示各层之间的相似度，这 3 个圆点都处于 HL 象限，说明各层之间的局部重要性相似度很高，但是全局重要性相似度比较低。例如坐标（L–2，L–3）表示第二层（中间层）和第三层（细节层）的相似度，根据该点坐标的位置可知，这两层之间的局部重要性相似度很高，但是全局重要性相似度比较低。星形点（M–1，M–2）、（M–2，M–3）、（M–1，M–3）表示各模块之间的相似度，这 3 个点基本都处于 HH 象限，说明各模块之间的局部重要性相似度和全局重要性相似度都很高；倒三角形点表示各层和各模块之间的相似度，（L–2，M–2）、（L–3，M＝3）处于 HL 象限，说明第二层和第二个模块，第三层和第三个模块的局部重要性相似度较高，但是全局重要性相似度较低；（L-1，M-2）、（L-1，M-3）处于 HH 象限，说明第一层和第二个模块以及第三个模块的局部重要性相似度和全局重要性相似度都很高。（L-1，M-1）处于 LH 象限，说明第一层和第一个模块的局部重要性相似度较低，但是全局重要性相似度较高；（L-2，M-3）处于 LL 象限，说明第二层和第三个模块的局部重要性和全局重要性相似度都比较低。比较各层之间的相似度和各模块之间的相似度可以看出，根据 k-core 值和聚类系数对慢病知识网络进行层级划分的结果是各层的局部重要性相似度很高，但是全局重要性相似度很低，说明每一层在网络中都处于重要位置，但是每一层在网络中的重要性各不相同；而通过传统的社区探测算法获取的各模块之间的局部重要性相似度和全局重要性相似度都很高，说明通过该方法获取的各模块主题之间差异很小，难以区分各个模块的作用。

四　讨论和结论

本书采用层析术语关联挖掘和组织方法，以 PubMed 数据库中与高血压相关的 26717 篇文献题录数据为例，抽取其中的 MeSH 主题词并构造主题词共现网络；根据网络的 k-core 值和聚类系数等参数对网络进行层级划分；然后根据节点的度中心性和中间中心性确定各层节点的位置，为每一层构建度中心性和中间中心性向量，通过计算向量的余弦相似度比较各层术语的关联和差异。

研究发现：①通过 k-core 值和聚类系数指标可将 MeSH 主题词共现网络划分为 3 层，基础层主要包括一些比较宽泛的词，可以作为高血压领域的研究基础，可用于划分网络的主要研究方向；细节层主要包括一些比较具体的词，可以表征高血压领域的特定研究细节，用于揭示网络的微观形态；中间层处于两者之间，可用于揭示网络交叉、演化路径。②通过 k-core 值和聚类系数得到的各层网络之间的差异比较明显，每一层术语在网络中都有不同的重要性。③本书采用的层析术语关联挖掘和组织方法可以从差异化和定量角度分析知识网络的微观结构和术语之间的关联，该方法还可以应用于引文网络、合著网络、机构合作网络等多种知识网络的结构和术语关联分析。

但是，本书采用的层析术语关联挖掘和组织方法还存在一定的局限性：一是这种方法比较适用于分析小规模知识网络的微观结构和细节形态，对于大规模数据中的海量知识节点和术语关联难以挖掘；二是本书只是一种初步性探索，如何分析和提取每一层网络的最基本微观单元模块（如三元组、小集团等），如何以更加量化的指标自动划分 MeSH 主题词网络的层级结构，如何对每一层网络中的术语进行组织和标注等问题还需要进一步深化。

第三节　基于深度学习的健康知识抽取和语义标注

为了解决大规模自由文档中的知识抽取和术语组织问题，本书将采用深度学习方法对大规模生物医学文献进行知识实体抽取和关系抽取。根据第二章介绍的深度学习方法可知，BiLSTM-CRF 模型（Huang，2015）比 LSTM、LSTM-CRF、BiLSTM 等模型具有更好的泛化能力，在知识实体抽取方面具有很大优势。而 Att-BiLSTM（attention-based bidirectional long short-term memory networks）模型是在 BiLSTM 模型的基础上，利用基于词和句子级别的注意力机制捕获表征实体关系的重要文本内容以形成更高层次的特征向量，在实体关系抽取过程中能取得比较好的效果。总的来说，BiLSTM-CRF 模型和 Att-BiLSTM 模型在通用领域的不同实体与实体关系抽取任务中能达到或接近最佳水平。因此，本书将采用 BiLSTM-CRF 和 Att-BiLSTM 方法进行大规模医学文献的实体抽取和关系抽取。

一　数据采集与预处理

在 PubMed 数据库中使用"Hypertension［MeSH Terms］"为检索策略，共检索到 1945—2018 年与高血压有关的文献 241025 篇，时间截至 2018 年 9 月 18 日。下载文献题录数据，将其保存为 XML 格式，这是本书的研究对象。

首先，通过 Python 的工具包 Gensim（Khosrovian et al.，2008）中的 word2vec 算法将原始的文献题录数据的摘要转换为词向量，转换过程中使用领域词表（SNOMED CT、MeSH Terms、ICD10）作为指导，计算向量空间的相似度，将语义相近的词在词向量空间里聚集在一起，为后续的文本分类、聚类等操作提供便利。将词向量维度设置为 400，共生成 121998 个词向量。

其次，将文献题录数据中的摘要进行分句。由于英文不同于中文可以直接使用"。"分句，英文句号"."和小数点为相同字符，直接按"."分句将导致较大误差。因此，我们采用正则表达式的方式，例如："."左右均为字母则分句，而左右均为数字则不分句。通过对 241025 篇文献题录数据进行分句，最终得到 2679252 个句子。

再次，将词形进行规范化处理，主要包括词干提取和词形还原。词干提取主要是采取"缩减"的方式对词进行规范，提取词的词干或词根形式，但是不一定能够表达完整的语义，例如"dogs"可以处理为"dog"，但是"drove"无法处理为"drive"。而词形还原是把一个任何形式的词汇还原为一般形式，能够表达完整语义，例如"driving"可以处理为"drive"。本书使用 NLTK 工具包中的词形还原方法 WordNetLemmatizer（）将词形进行还原和规范化处理。

最后，进行同义词合并，即将同一实体的不同表现形式进行合并，可以有效降低运算量，提高运算效率。本书通过编写正则表达式对同义词进行匹配，得到同义词表。例如：根据 hypertension（HTN）、hypertension（HT）可以得到 hypertension、HTN、HT 为同义词，可以将其替换为标准的表达形式。

二　Att-BiLSTM 模型构造

Att-BiLSTM 模型包括五个部分：①输入层（input layer），主要是将文本输入到模型中；②嵌入层（embedding layer），主要是将文本转换为词向量；③BiLSTM 层，主要是根据嵌入层的词向量来提取实体特征；④ 注意力机制层（attention layer），主要是利用基于词和句子级别的注意力机制捕获表征实体关系的重要文本内容以形成更高层次的特征向量；⑤输出层（output layer），实体关系识别和输出。其中，最重要的三个环节主要是：词嵌入、双向网络、Attention 机制、实体关系分类。其网络结构如图 5 – 14 所示。

（一）词嵌入（word embeddings）

假设给定句子中包含 T 个单词（word），每个句子可以表示为 $S = \{x_1, x_2, \cdots, x_T\}$，每个单词 x_i 被转换为实值向量 e_i。对 S 中的任意单词，首先需要查找嵌入矩阵 $W^{word} \in R^{d^w | V|}$，其中 V 是固定大小的词汇，d^w 是嵌入词的大小。矩阵 W^{word} 是要学习的参数，d^w 是要由用户选择的超参数。将单词 x_i 转换为 e_i 主要通过如下公式：

$$e_i = W^{word}v^i \tag{5-1}$$

其中 v^i 是大小为 $|V|$ 的向量，当其值为 1 的时候，值指数为 e_i，其他位置为 0。然后，句子作为实值向量 $emb_s = \{e_1, e_2, \cdots, e_T\}$，输入到下一层。

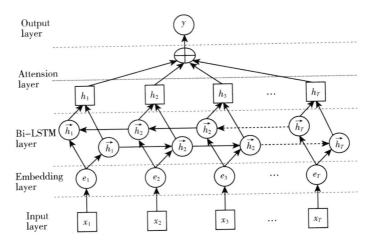

图 5 - 14　Att-BiLSTM 模型的网络结构

（二）双向网络（bidirectional network）

LSTM 模型是 Hochreiter 和 Schmidhuber（1997）提出的，主要用于克服梯度消失问题。LSTM 模型的主要思想是通过记忆单元来保存上下文信息，以减少长期依赖。LSTM 模型主要由四个组件组成：输入门 i_t 主要对应于加权矩阵 W_{xi}，W_{hi}，W_{ci}，b_i；忘记门 f_t 主要对应于加权矩阵 W_{xf}，W_{hf}，W_{cf}，b_f；输出门 o_t 主要对应于加权矩阵 W_{xo}，W_{ho}，W_{co}，b_o；所有这些门都设置生成一些度，使用当前输入 x_i，上一步生成的状态 h_{i-1}，以及该细胞的当前状态 c_{i-1}，用于决策是否接受输入，忘记之前存储的记忆，输出稍后生成的状态，如下式所示：

$$i_t = \sigma\ (W_{xi}x_t + W_{hi}h_{t-1} + W_{ci}c_{t-1} + b_i) \qquad (5-2)$$

$$f_t = \sigma\ (W_{xf}x_t + W_{hf}h_{t-1} + W_{cf}c_{t-1} + b_f) \qquad (5-3)$$

$$g_t = \tanh\ (W_{xc}x_t + W_{hc}h_{t-1} + W_{cc}c_{t-1} + b_c) \qquad (5-4)$$

$$c_t = i_t g_t + f_t c_{t-1} \qquad (5-5)$$

$$o_t = \sigma\ (W_{xo}x_t + W_{ho}h_{t-1} + W_{co}c_{t-1} + b_o) \qquad (5-6)$$

$$h_t = o_t \tanh\ (c_t) \qquad (5-7)$$

因此，当前细胞状态 c_t 将由之前细胞状态和当前信息产生的权重之和计算而来（Graves et al. , 2013）。BiLSTM 神经网络通过引入前向层（forward）和后向层（backward）这两个并行层，对 LSTM 模型进行扩展，使得该模型可以利用上、下文的信息进行序列标注。输出的第 i^{th} 个单词可以表示为：

$$h_i = [\vec{h}_i \oplus \overleftarrow{h}_i] \qquad (5-8)$$

这里，我们使用元素和将正向和反向输出进行结合。

（三）Attention 机制

注意力神经网络最近被广泛应用于自动问答、机器翻译（Hermann et al. , 2015）、语音识别（Chorowski et al. , 2015）和图像识别等过程中，并取得很多重要成果。本书根据注意力机制用于实体关系分类和识别。将 LSTM 层的输出向量设置为 H，$H = [h_1, h_2, \cdots, h_T]$，其中 T 表示句子的长度，句子的表示形式是这些输出向量的加权和：

$$M = \tanh (H) \qquad (5-9)$$

$$\sigma = \text{softmax} (w^T M) \qquad (5-10)$$

$$r = H\alpha^T \qquad (5-11)$$

当 $H \in R^{d^w \times T}$，d^w 是词向量，w 是一个经过训练的参数向量，w^T 是转置向量。w，α，r 分别是 d^w，T，d^w 的维度。最终，我们将句子对的实体关系分类表示为：

$$h^* = \tanh (r) \qquad (5-12)$$

（四）实体关系分类（classifying）

使用 softmax 分类器来预测句子 S 中离散的集合 Y 的标签 $\hat{y}$。分类器将隐藏层 h^* 作为输入：

$$\hat{p} (y|S) = \text{softmax} [W^{(S)} h^* + b^{(S)}] \qquad (5-13)$$

$$\hat{y} = \arg \max_y \hat{p} (y|S) \qquad (5-14)$$

成本函数是真实类标签 $\hat{y}$ 的负对数可能性：

$$J(\theta) = -\frac{1}{m}\sum_{i=1}^{m} t_i \log(y_i) + \lambda \parallel \theta \parallel_F^2 \qquad (5-15)$$

其中，$t \in \Re^m$ 代表地面真值，$y \in \Re^m$ 是通过 softmax 分类器为每个类估算出的概率（m 是目标数量的类别），λ 是二级正规化超参数。本书中，我们将 dropout（Hinton et al.，2012）与二级正规化超参数相结合以减少过拟合。

三 知识抽取结果分析

首先，手工标注 200 篇摘要（共计 3718 个句子，43211 个词），标注为三种形式：B-S（实体开始单词）、B-I（和上一个单词共同构成实体）和 O（非实体）。其次，根据介绍的 BiLSTM-CRF 模型，抽取 241025 篇文献摘要（包含 2679252 个句子）中的实体，抽取结果如表 5-5 所示。

表 5-5 句子中的实体数量

实体数（个）	0 或 1	2	3	4	其他	共计
句子数（个）	1087629	443982	412270	255209	480162	2679252

从表中可以看出，包含 0 或 1 个实体的句子有 1087629 个，实体数为 2 的句子有 443982 个，实体数为 3 的句子有 412270 个，实体数为 4 及以上的有 735371 个。由于关系存在于两个实体之间，故实体数为 0 或 1 的句子无须考虑；实体数为 2 的句子有 443982 个，可以直接输入到 Att-BiLSTM 模型中进行关系抽取；实体数为 3 的句子有 412270 个，可以通过对实体进行相似度计算，将其划分为两个实体对，然后输入 Att-BiLSTM 模型中进行关系抽取。例如：

句子"Hypertension and insomnia are common diseases in the elderly."可以抽取出 ｛Hypertension, insomnia, diseases｝ 三个实体, 通过相似度计算可以得到 ｛Hypertension, insomnia｝ 相似度更高, 从而可以将其划分为 ｛Hypertension, diseases｝ 和 ｛insomnia, diseases｝ 两个实体对。相似度无法很好地区分的实体则不做计算; 另外, 实体数为 4 个及以上的句子中, 由于实体间关系比较混乱, 通过 Att-BiLSTM 模型抽取出的实体关系中含有更多噪声, 在本书中暂不做考虑。最终得到〈实体1〉〈关系/属性〉〈实体2〉 三元组, 部分三元组如表 5 - 6 所示。

表 5 - 6　　　　　　　　　　　**抽取出的部分三元组**

实体1	关系/属性	实体2
insomnia	TAG	referral hypertension
insomnia	Incidence-group	patient
hypertension	TAG	metabolic syndrome
diabetes	Incidence-group	Chronic kidney disease
ambulatory BP	monitoring	Diagnostic-condition
white matter lesions	lacunar infarcts	Indication
proteinuria	Renal inflammation	Remarks
captopril	Indication	organ damage
diabetes	Incidence-group	mellitus
Participants	Body composition	Symptom
renal biopsy	Cause-effect	Malignant hypertensive
maintenance therapy	Indication	recurrent ovarian cancer
nebivolol treatment	benefit	Incidence-group
microarray	quantitative PCR analyses	Prevention
Cardiovascular disease	the elderly	Indication
hypertension	treatment	Replace
systolic bloodpressure	girl	Prevention
treatment	patient	Symptom
...	...	...

经过上述方法抽取的知识实体关系之间有概率重复，需要将重复和冗余的三元组进行删除。另外，虽然上述方法较为严密，但依然难以保证所有的知识均为有效知识，需要通过人工构建规则进行筛查，将无用或错误的知识进行删除。最终得到 169184 个实体，337984 个关系，即 337984 个三元组。

将所得的三元组处理为所需的形式后保存为 csv 文件，将 csv 文件存入图数据库 Neo4j 中。查询 3000 条、5000 条和 8000 条实体关系所对应的高血压知识图谱分别如图 5 – 15 所示。

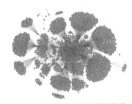 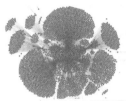 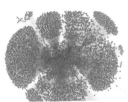

查询3000条实体关系所得图谱　　　查询5000条实体关系所得图谱　　　查询8000条实体关系所得图谱

图 5 – 15　高血压医学文献中的实体—关系图谱

从图 5 – 15 中可以看出，三元组之间通过相互作用形成具有一定网络结构的实体—关系图谱，这些三元组通过相同词构成团状数据。随着查询的关系越多，实体—关系图谱中的节点越密集，形成的图谱也越复杂。为了进一步了解三元组之间的关系，需要对该实体—关系图谱进行主题内容挖掘和语义标注。

第四节　实体—关系图谱语义标注

语义标注是指通过语义元数据为网络资源添加语义信息和语义关联的过程，使得机器可对资源进行明确识别并进行深层次理解和处理。对实体—关系图谱进行语义标注的主要步骤如下：①识别出实体—关系图谱中团状数据的中心，即出现频率最高（度最大）的实体及其对应的三元组；②找到这些三元组所匹配的原始句子，将所有原始句子使用 LDA 主题模型进行主题抽取；③在抽取的主题中人工筛选出最能概括这些数据的主题，进行语义标注。

为保证选取的三元组能够形成团，首先，我们选择三元组的＜实体 1＞中出现频率最高（度最大）的 24 个词｛insomnia，medicine，ambulatory，monitoring，borderline，FMD，damage，stage，proteinuria，captopril，serum，creatinine，urea，duration，infection，markers，cardiovascular diseases，BNP level，sensitivity，curve，white matter，lacunar，infarcts，blood pressure｝作为初始节点；其次，以这些节点查找所有与之相连的下一步节点；最终共获得 3000 个三元组。最后，查找这些三元组对应的原始句子，三元组对应的部分原始句子如图 5 - 16 所示。

```
insomnia<E>hypertension<E>and frequent insomnia were associated withincreased hypertension (OR 1
insomnia<E>depressive symptoms<E>insomnia and depressive symptoms
insomnia<E>subsequent<E>whereas patients with insomnia hada 13% increased risk of subsequent CKD (95% CI = 1
insomnia<E>symptoms<E>Chronic insomnia was defined basedon standard diagnostic criteria with symptoms lasting >/=6 months
insomnia<E>obesity<E>or insomnia was associated with even higherodds of obesity
insomnia<E>chronicdiseases<E>Several studies have evaluatedthe association between chronic insomnia and the development of other chronicdiseases
insomnia<E>sleep quality<E>insomnia and poor sleep quality
insomnia<E>remit', '>Chronic insomnia is unlikely to spontaneously remit
insomnia<E>GISwere<E>insomnia and GISwere reduced significantly
insomnia<E>AIS<E>8% presented insomnia according to the AIS (scores 6 ormore)']
insomnia<E>insomnia<E>Chronic insomnia was defined as acomplaint of insomnia lasting >/=1 year
insomnia<E>physician<E>the following were clarified: many workers with insomnia do notspontaneously consult a physician
insomnia<E>nested<E>weassessed the factors contributing to insomnia by using a nested case-controldesign
insomnia<E>awakenings<E>insomnia with frequent awakenings
```

图 5 - 16　三元组对应的部分原始句子

对这些句子进行分词、去停用词、词形规范化处理，并将其保存为 txt 格式。然后将这些经过预处理的句子输入到第二章第四节中介绍的 LDA 主题模型中，挖掘这些句子中的潜在主题。最终得到的 24 个团、每个团形成的 2 个潜在主题、最能代表主题的 3 个词语，如表 5 - 7 所示。

从表 5 - 7 中可以看出，每个团生成的两个潜在主题及代表主题的主题词之间的相似度都很高，说明成团的效果很好，每个团中的主题都很明确。例如团 Insomnia（失眠）中，生成的两个潜在主题中包含的主题词主要有 chronic（慢性）、symptom（症状）、depress

表 5 - 7   **每个团对应的潜在主题和主题词**

Insomnia		medicine		ambulatory		monitoring	
Topic 1	Topic 2	Topic 1	Topic 2	Topic 1	Topic 2	Topic 1	Topic 2
insomnia	insomnia	medicine	medicine	ambulatory	#bp	monitor	monitor
chronic	depress	hypertension	clinic	#bp	ambulatory	patient	#bp
symptom	sleep	use	use	monitor	monitor	hour	ambulatory
borderline		FMD		damage		stage	
Topic1	Topic2	Topic1	Topic2	Topic1	Topic2	Topic1	Topic2
borderline	borderline	fmd	fmd	damage	damage	stage	stage
hypertension	hypertension	artery	clinic	hypertension	patient	disease	hypertension
factor	patient	use	group	organ	organ	patient	ambulatory
proteinuria		captopril		serum		creatinine	
Topic1	Topic2	Topic1	Topic2	Topic1	Topic2	Topic1	Topic2
symptom	proteinuria	captopril	captopril	serum	serum	creatinine	creatinine
hypertension	renal	mg	enalapril	level	concentre	clearance	level
proteinuria	mg	patient	administer	creatinine	level	min	clearance
urea		duration		infection		markers	
Topic1	Topic2	Topic1	Topic2	Topic1	Topic2	Topic1	Topic2
urea	urea	duration	duration	infect	infect	marker	marker
hypertension	renal	hypertension	sleep	level	pregnancy	stress	risk
transport	blood	diabet	association	case	patient	oxid	inflamm
cardiovascular diseases		BNP level		sensitivity		creatinine	
Topic1	Topic2	Topic1	Topic2	Topic1	Topic2	Topic1	Topic2
cardiovascular	disease	captopril	bnp	sensitivity	sensitivity	curve	curve
disease	cardiovascular	asensitive	level	change	specif	area	area
hypertension	association	level	patient	change	level	min	pressure
white matter		lacunar		infarcts		blood pressure	
Topic1	Topic2	Topic1	Topic2	Topic1	Topic2	Topic1	Topic2
white	white	lacunar	lacunar	infarct	infarct	blood	pressure
matterless	matter	infarct	non	women	patient	pressure	blood
waters	matterless	atherothy	lacunar	dwi	multiple	#bp	control

（压迫）和 sleep（睡眠），这些词表达的意思比较相近；在团 medi-cine（药物）中，生成的两个潜在主题中包含的主题词主要有 hy-pertension（高血压）、use（使用）和 clinic（临床）……以此类推，在抽取的主题中人工筛选出最能概括这些团的主题的词，进行语义标注。最终得到经过语义标注的部分高血压实体—关系图谱如图 5 – 17 所示。

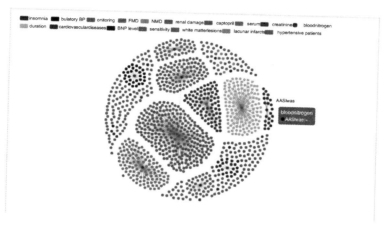

图 5 – 17　经过语义标注的部分高血压实体—关系图谱

第五节　本章小结

　　本章首先介绍了面向结构化医学本体/知识库、面向半结构化网页百科数据、面向非结构化自由文档的知识抽取任务和流程。其次，以 PubMed 数据库中与高血压相关的生物医学文献为例，采用层析内容分析方法对非结构化医学文献的 MeSH 主题词网络的层级结构和术语关联进行分析；本书同时采用深度学习方法（BiLSTM-CRF 和 Att-BiLSTM 模型）从大规模生物医学文献中抽取实体、关系三元组；并在此基础上，对挖掘形成的实体—关系图谱中的主题内容进行语义标注，以为下一步知识表示和融合做准备。

研究结果发现，通过层析内容分析方法可以将高血压医学文献的 MeSH 主题词网络划分为细节层、基础层和中间层。其中，基础层术语可用于划分高血压领域的主要研究方向；细节层术语可用于揭示网络的微观形态；中间层术语处于两者之间，可用于揭示网络交叉、演化路径。该方法从差异化和定量角度分析了知识网络的微观结构和术语之间的关联，可以被应用于引文网络、合著网络、机构合作网络等多种知识网络的结构和术语关联分析。但是这种方法只适用于分析小规模知识网络的微观结构和细节形态，对于大规模数据中的海量知识节点和术语关联难以挖掘。

为了解决大规模自由文档中的知识抽取和术语组织问题，本书采用深度学习方法（BiLSTM-CRF 和 Att-BiLSTM 模型）对大规模与高血压相关的生物医学文献进行知识实体抽取和关系抽取，最终共抽取到 169184 个实体，337984 个关系，即 337984 个三元组。将其存储在图数据库 Neo4j 中形成高血压实体—关系图谱。为进一步分析抽取出的〈实体〉〈关系/属性〉〈实体〉三元组之间的关系，本书选取其中的 Hypertension 为根节点，逐层迭代挖掘实体—关系图谱中的主题，并对其进行语义标注。

总的来说，本书总结的面向结构化医学本体/知识库、面向半结构化网页百科数据、面向非结构化自由文档的知识抽取任务和流程可以为知识抽取工作提供一定的理论指导；本书采用的层析术语关联挖掘和组织方法对于揭示小规模知识网络的微观形态和术语关联具有一定的借鉴作用；而且，本书采用深度学习方法 BiLSTM-CRF 和 Att-BiLSTM 模型在大规模自由文档的知识抽取和术语组织中具有重要优势。

第六章 多源异构智慧健康知识融合
实现路径研究

　　知识融合提供了一种将知识内容以更有效的形式关联起来的方式。通过知识融合，可以将不同来源的知识及其依附的载体通过一定的方法和技术手段进行知识抽取和转换，获得隐藏在知识源中的知识单元及其关联关系，进而在语义层面上对其表示合并和融合，形成可以解决具体领域问题的知识库或知识图谱，为用户提供更加智能化的智慧健康知识服务。本章的主要目的是将从多源异构的健康信息资源中抽取出的知识进行表示和融合，探索多源异构智慧健康知识融合的过程和实现路径，从而实现大规模智慧健康领域知识图谱的构建。

第一节 多源异构智慧健康知识融合流程

　　在大数据环境下构建智慧健康领域知识图谱，需要将分布在互联网、科学文献数据库、专科诊疗数据集等多个地方的医疗保健常识、医学研究发现和临床诊疗经验等进行知识抽取、转换、评估和融合，以为用户提供更加智能化、个性化的智慧健康知识服务。本书总结的多源异构智慧健康知识融合的任务和流程如图 6－1 所示。

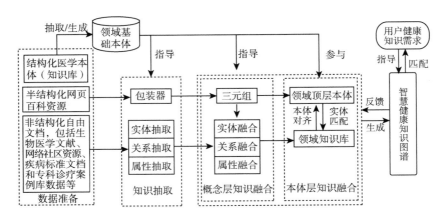

图 6 - 1 多源异构智慧健康知识融合的任务和流程

首先，需要从结构化医学本体（知识库）中抽取出可以重用的部分概念和关系，结合相关领域资料构建领域基础本体，确定该领域内共同认可的词汇，以辅助和指导下一步的知识抽取和融合工作；其次，通过包装器从半结构化网页百科资源中抽取实体、关系、属性三元组，构成领域顶层本体；从生物医学文献、网络社区资源、疾病标准文档和专科诊疗案例数据等非结构化自由文档中抽取出实体、关系、属性三元组，将其进行主题内容挖掘和语义标注，并采用基于本体的知识表示方式进行统一表示，形成经验知识本体；最后，在领域顶层本体的基础上，填充从多源异构健康信息资源中抽取出的知识资源，将其通过概念层知识融合和本体层知识融合，形成可以解决具体领域问题的大规模语义知识库，即智慧健康领域知识图谱。

一　慢病领域顶层本体构建

本体是共享概念模型的明确的形式化规范说明，因此，在开展智慧健康知识抽取、知识融合和知识图谱构建过程之前，需要预先构建智慧健康领域顶层本体，以定义一组数据及其结构以供其他程序使用。智慧健康领域顶层本体是关于各种疾病的医学概念及概念间关系的术语集合，是为了实现智慧健康知识库的共享与扩展性的需要而设计的，其中大部分的内容可复用已有的结构化医学领域本体/知识库和临床术语集合，如临床术语词表 SNOMED-CT、MeSH 主题词表、疾病分类 ICD、一体化医学语言系统 UMLS 等。

二　智慧健康知识抽取和知识表示

智慧健康领域知识库是关于各种医疗保健知识的经验知识库，包括治疗慢病的各种病因、有效药物、治疗过程、治疗周期、禁忌等知识，这是智慧健康知识图谱的核心。在智慧健康领域知识库构建之前，需要从多源异构的健康信息资源中抽取相关的概念和知识等。本书已经详细介绍了面向结构化、面向半结构化、面向非结构化智慧健康知识抽取的任务和流程；并以高血压生物医学文献为例，采用深度学习方法（BiLSTM-CRF 和 Att-BiLSTM 模型）对其知识抽取过程进行分析；同时，为了探索从多源异构的健康信息资源中抽取出的三元组之间的关系，将其形成的实体—关系图谱进行主题内容挖掘和语义标注。但是，在该实体—关系图谱中，各层节点之间的关系还不够明确，无法进行知识层面的知识融合。因此，需要进一步挖掘各层节点之间的关系，并将其以统一的知识表示方式进行表示。

三　多源异构智慧健康知识融合

为了形成可以解决具体领域问题的智慧健康领域知识图谱，需要在领域顶层本体的基础上，将从多源异构健康信息资源中抽取出的知识资源进行融合和扩充。在此过程中，不仅涉及细粒度的实体、关系、属性等概念层面的融合；还涉及语义知识层面的本体、知识库和知识图谱之间的融合。本书将从这两个方面探索多源异构智慧健康知识融合的实现路径。

第二节　多源异构智慧健康知识融合实现路径

知识融合的目标是融合各层面的知识，将多个来源的关于同一个实体或概念的描述信息融合起来，形成面向用户需求的大规模知识图谱，向用户提供智慧健康知识服务。知识融合主要发生在语义层，一方面涉及细粒度概念、实体、关系之间的融合，另一方面涉及广义层面的粗粒度本体间的融合。

一　概念层知识融合

概念层知识融合主要是指将从多源异构健康信息资源中抽取出的细粒度三元组（实体、属性和关系）扩充到智慧健康领域顶层本体中，实现领域顶层本体的扩充。根据本体五元组形式的智慧健康知识表示方式，可以将概念层知识融合划分为实体融合、域集融合、关系融合、属性融合和概念融合（周利琴等，2017），这五种知识融合模式之间的关系如图 6 - 2 所示。由于本书从多源异构健康信息资源中抽取出的主要是实体、属性、关系三元组，因此本书在此只考虑实体融合、属性融合和关系融合三种知识融合模式。

（一）实体融合

实体融合是指对知识的实体对象进行去重、纠错、降噪与合并，从而产生新的实例集合的过程。从多源异构健康信息资源中抽取出的知识实体与智慧健康领域顶层本体中的实体可能存在两种关

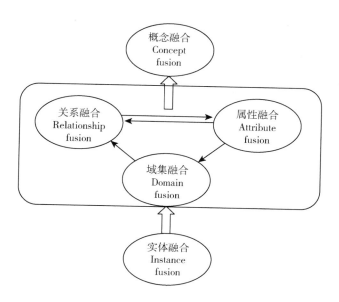

图 6 - 2 五种知识融合模式之间的关系

系：一种是智慧健康领域顶层本体中存在与之相同或等价的实体，对此类实体只需要找到与之映射的实体，进行实体链接；另一种是智慧健康领域顶层本体中不存在与之映射的实体，对此类实体需要进行类别标注，将其进行实体分类，然后根据分类标准将其扩展至对应的分类下。在实体融合过程中，最重要的环节是计算实体相似度，然后将相同或等价实体进行实体链接，将非等价实体进行实体分类。

1. 实体相似度计算

现有的关于实体相似度的计算方法主要有基于聚合的实体相似度计算方法（包括加权平均、手动制定规则、构建分类器等）、基于聚类的实体相似度计算方法（包括层次聚类、相关性聚类、Can-opy + K-means⋯⋯）等。基于聚合的实体相似度计算方法中最关键的问题是需要生成训练集，在此过程中比较容易出现训练集的生成、分类不均衡和误分类等问题；基于聚类的实体相似度计算方法主要通过计算不同类别数据点之间的相似度，对在不同层次的数据进行划分，最终形成树状的聚类结构；Canopy 聚类最大的特点是不需要事先指定 K 值（即 clustering 的个数），因此具有很大的实际应用价值，经常将 Canopy 和 K-means 配合使用。

另外一种比较受欢迎的实体相似度计算方法是基于知识表示学习——知识嵌入（Embedding）的方法。典型的是 Bordes 等（2013）提出的 TransE 模型，该模型将实体映射到一个低维的嵌入空间，将两个实体之间的关系转化为实体在嵌入空间中的一个翻译。在此过程中，需要考虑如何将两个实体嵌入到同一个低维空间。通常采用预链接实体对的方法，即借助训练数据，将两个三元组糅合在一起进行共同训练，并将预链接实体对视为具有 SameAs 关系的三元组，从而对两个实体空间进行约束；或者采用双向监督训练，将两个实体单独进行训练，使用预链接数据交替进行监督。

2. 实体链接

实体链接（Entity Linking）是一种典型的实体消歧方法，该方法通过将不同知识库或本体中的同义实体的不同指称（mention）采用统一的 URL 进行一致化表示，将带有歧义的实体指称映射至与其语义匹配的特定词条中，从而解决词汇的一词多义和一义多词问题，实现实体消歧（林泽斐、欧石燕，2019）。实体链接主要包括命名实体识别、候选实体生成和实体消歧三个基本环节。其中，最重要的问题是实体消歧。目前常用的实体消歧算法主要有单实体消歧（包括基于分类器、基于排序和基于深度学习的方法等）和多实体联合消歧（包括基于随机游走、基于密集子图、基于中心度计算的方法等），这两种实体消歧方法具有一定的互补性，例如单实体消歧算法的优势在于消歧中采用多种特征，且不受文本长度的限制，而多实体联合消歧算法的优势是可有效利用实体中的依赖关系，因此，这两种方法通常结合使用。

3. 实体分类

实体分类的目标主要是将从多源异构的健康信息资源中获取的实体进行类别标注（Nadeau、Sekine，2007）。按照实体分类粒度的不同，可以将实体分类方法划分为粗粒度分类（包括人名、地名、机构名等类别）和细粒度分类（根据本体/知识图谱中的概念关系进行更加细致全面的类别标注）。

（二）属性融合

属性融合是对知识概念/实体的属性进行对比、分析、转换和合并的过程，根据知识服务需要，可以对知识对象的特征进行归纳、选择和重组。在属性融合过程中，最重要的环节是计算属性相似度。现有属性相似度计算方法主要有最小编辑距离（Levenshtein distance）、集合相似度计算（包括 Jaccard 系数、Dice 系数等）、基于向量的相似度计算（包括 Cosine 相似度、TF-IDF 相似度计算等）等。

1. 最小编辑距离

最小编辑距离的目的是用最少编辑操作将一个字符串转成另一个，如下：

$$'Lvensshtain' \xrightarrow{\text{插入 } 'e'} 'Levensshtain'$$

$$'Levensshtain' \xrightarrow{\text{删除 } 's'} 'Levenshtain'$$

$$'Levenshtain' \xrightarrow{\text{替换 } 'a' \to 'e'} 'Levenshtein'$$

上述将‘Lvensshtain’转换为‘Levenshtein’，操作 3 次，编辑距离就是 3。

2. 集合相似度计算

集合相似度计算主要包括 Dice 系数和 Jaccard 系数。其中，Dice 系数用于度量两个集合的相似性，而 Jaccard 系数适合处理短文本的相似度。Dice 系数和 Jaccard 系数的定义如式（6-1）和式（6-2）所示：

$$sim_{Dice}\ (s,\ t)\ = \frac{2\,|S\cap T|}{|S|\,+\,|T|} \qquad (6-1)$$

$$sim_{Jaccard}\ (s,\ t)\ = \frac{|S\cap T|}{|S|\,|T|} \qquad (6-2)$$

可以看出，Jaccare 系数与 Dice 系数的定义比较相似。这两种方法都需要将文本转换为集合，除了可以用符号分割单词外，还可以考虑用 n-gram 分割单词，用 n-gram 分割句子等来构建集合，计算相似度。

3. 基于向量的相似度计算

基于向量的相似度计算主要包括 Cosine 相似度、TF-IDF 相似度计算等。其中，TF-IDF 主要用来评估某个字或者某个词对一个文档的重要程度。定义如下：

$$tf_{i,j} = \frac{n_{i,j}}{\sum_k n_{k,j}} \qquad (6-3)$$

$$idf_i = \log \frac{|D|}{1+|\{j:\ t_i \in d_j\}|} \qquad (6-4)$$

$$sim_{TF-IDF} = tf_{i,j} \times idf_i \qquad (6-5)$$

比如说某个语料库中有 5 万篇文章，含有"健康"的有 2 万篇，现有 1 篇文章，共 1000 个词，"健康"出现 30 次，则：

$$sim_{TF-IDF} = 30/1000 * \log\ [\,50000/\ (20000+1)\,]\ = 0.012$$

$$(6-6)$$

早期主要通过计算描述实体的属性之间的相似度来判断两个实体是否是等价实体，但是，这种方法无法处理实体语义异构的情况，例如"high blood pressure"和"hypertension"，它们表示同一个实体，但是基于上述属性相似度计算方法无法将其判断为同一个实体。因此，在属性融合过程中，可以先采用此类方法进行初步的合并和融合，再进一步解决实体语义异构问题。

（三）关系融合

关系是实体与实体之间、实体与属性之间的一种逻辑联系。多源异构健康信息资源中存在大量一词多义和多词一义的现象，且关系会随着场景、时间和活动等情况发生变化。如何对这些动态产生的多种关系进行刻画，并将其进行融合和扩充，是关系融合的研究范畴。关系融合是对知识源的关系进行去重、合并，同时也对关系进行推理、演绎和挖掘，产生新的关系集合的过程。关系融合的主要目标是对多源异构健康信息资源中获取的实体关系进行动态扩展，从而实现知识库/本体的动态扩充，以增强知识库/本体的实时性、全面性和覆盖性。

现有关于关系融合的研究主要集中在通过对比描述关系的词汇之间的语义相似度，对描述实体的关系进行语义层面的理解。一种方法是通过计算词汇在特定词典中的最短路径来计算词汇之间的语义相似度，这种方法比较简单、直接，但是现有的词典大多是通过人工方式构建，通常无法覆盖所有的词语；另一种方法是基于大规模语料库，根据抽取词汇的上下文信息或 n-grams 的分布性质来度量词汇间的语义相似性，这种方法可以在一定程度上提高关系计算的准确性，但是自然语言文本中许多词语的含义是模糊的，存在多种解释，导致这种方法也存在一定局限性。综上可以看出，不管是基于语义词典还是基于大规模语料库，这两种方法都过度依赖外部的语义词典和语料库，当语义词典中存在词语缺失或语料库内容稀疏时，对于关系计算的结果都会大打折扣。

从多源异构健康信息资源中抽取出的实体关系与智慧健康领域顶层本体中的实体关系存在两种可能的情况：一是智慧健康领域顶层本体中存在与之相映射的实体关系，即存在相同或等价的实体关系，对此可将其进行去重、合并；另一种是智慧健康领域顶层本体中不存在与之相映射的实体关系，对此则需要将其进行扩展，实现关联扩充。据此可以看出，关系融合建立在实体融合的基础上，关键都在于判定两个实体或描述实体的关系是不是等价实体/关系。

二　本体层知识融合

本体层知识融合主要是指粗粒度知识本体间的融合。由于知识主要采用基于本体的方式进行表示，因此广义层面的知识融合主要是指本体与本体间的融合。将从多源异构健康信息资源中抽取出的知识进行本体表示，再将其与智慧健康领域顶层本体融合，实现本体层面的扩充和融合。本体层知识融合的基本流程如图 6 - 3 所示。

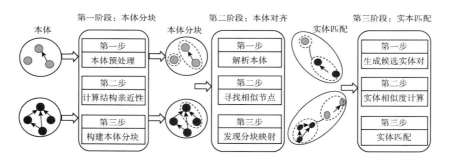

图 6 - 3　本体层知识融合基本流程

本体层知识融合可以分为三个阶段，第一阶段是本体分块，第二阶段是本体对齐，第三阶段是实体匹配。在第一阶段中，首先，需要对本体进行预处理。原始数据的质量会直接影响到最终融合的结果，不同数据集对同一实体的描述方式往往是不相同的，对这些数据进行语法正规化、数据归一化处理是后续提高知识融合精确度的重要步骤；其次，需要计算本体结构的亲近性，对本体或知识图谱进行分块（Blocking）处理，分块是指从给定的本体/知识图谱的所有实体对中，选出潜在匹配的记录作为候选项，并将勾选项的大小尽可能地缩小；最后，根据相应的算法构建本体分块。

在第二阶段中，首先，需要对本体的分块进行解析，分析各个本体块中的类、概念和属性等结构；其次，采用语言学算法将映射单元数目与本体概念数目，以及本体间使用的原语数目进行对比，寻找相似本体块中的节点；最后，发现分块之间的映射，将本体块进行对齐。

在第三阶段中，首先，需要计算各本体块中的实体相似度和属性相似度，发现实体间的映射，对实体进行去重、解析和匹配；其次，将相同或相似的等价实体进行链接，将不同的等价实体进行分类之后再链接到本体/知识库中；最后，输出知识融合结果。

（一）本体分块

随着语义 Web 的迅猛发展，本体的规模越来越庞大，采用传统的本体映射方法往往难以应对大规模本体中所存在的概念数目庞大、概念之间关系复杂等问题，因此，需要对大规模本体进行分块（赖雅等，2013）。本体分块的目的是保证负载均衡（Load Balance），即要保证所有块中的实体数目相当，从而保证分块对本体融合性能的提升程度。本体通常是根据概念间的结构亲近性进行划分，例如类的层次关系、属性的层次关系和定义域等。划分的原则是保证通过划分之后，每个聚类内节点间的内聚度较高，不同聚类内节点间的耦合度较低。

一个常用的本体分块算法如下：设 O 是一个本体，E 是 O 中所包含概念的集合。针对 E 的每一个划分 G，把 E 分成一个聚类集合 $G = \{g_1, g_2, \cdots, g_n\}$，满足①$\forall g_i, g_j, i, j = 1, 2, \cdots, n$ 且 $i \neq j$，$g_i \cap g_j = \varphi$；②$g_1 \cup g_2 \cup \cdots \cup g_n = E$。设 b_i 是对应于 g_i 的唯一本体分块（$(i = 1, 2, \cdots, n)$。b_i 是一个 RDF 句子的并集（$b_i = sent_1 \cup \cdots \cup sent_m$），其中，每个 $sent_k$（$k = 1, 2, \cdots, m$）满足 $sent_k$ 的主语属于 g_i。$b_i, b_j, \forall i, j = 1, 2, \cdots, n$，且 $i \neq j$，$b_i \cap b_j = \varphi$。其中，

RDF 句子是 RDF 三元组的集合，可以保证匿名节点的完整性。

（二）本体对齐

由于相同范围的本体通常是根据不同来源的数据各自研发而成，其术语表达和概念关系存在较大差异，因此，需要对本体进行对齐。本体对齐技术是一种将不同来源的本体概念和关系进行整合的知识工程方法，其目的是发现不同本体块之间的语义关系，从而判断来自不同本体中的两个本体块是否指向现实世界中的同一种对象，进而实现本体之间的匹配和链接（郝伟学等，2017）。

本体对齐的实质是相似度的匹配，即计算待匹配本体中的实体、属性、关系词的相似度，利用相关算法和参数设置，最终得到本体对齐的结果。本体对齐中比较常用的方法有 GMO（graph match for ontology）算法，GMO 是基于图结构的本体匹配方案，它使用 RDF 二部图来表示本体，并通过在二部图中递归传播相似性来计算实体和三元组之间的结构相似性（Lembo et al.，2013）。

另外，常用本体对齐工具有 Falcon-AO（Hu、Qu，2008）、Rimom（Li et al.，2009）和 Logmap（Aroyo et al.，2011）等。其中，Falcon-AO 是一个自动本体匹配系统，它可以将 RDF（S）或 OWL 所表达的实体数目相当的 Web 本体进行本体对齐。Rimom 是清华大学李涓子教授团队研发的本体对齐系统，其综合采用基于语言特征与基于结构特征相似性的方法，可以取得很好的本体对齐效果。Logmap（logic-based methods for ontology mapping）采用各种基于逻辑的方法，可以对大型本体进行对齐。

（三）实体匹配

实体匹配主要是研究如何从多源异构数据中挖掘出指向现实世界中同一对象的实体（王凌阳等，2018）。传统的实体匹配方法主要有 Volz 等（2009）提出的实体匹配框架 SILK，Niu 等（2012）提出的半监督学习实体匹配模型，Li 等（2013）提出的通过构建

虚拟文档向量解决大规模实体匹配的问题，以及 Zhuang 等（2017）
提出的 Hike 框架等。随着知识嵌入（knowledge embedding）技术
的发展和应用，提出了面向异质知识图谱的实体对齐方法，将实体
和各种知识图谱的关系共同映射到一个低维语义空间，再利用梯度
下降的方法进行联合迭代，实现实体匹配。这些实体匹配方法都是
将多数据源转化为多组两两数据源匹配的问题，而且大都采用
RDFS 和 OWL 等本体语言进行构建，以三元组形式表示实体概念、
关系和属性等信息，语义表达和关系表达等信息都比较丰富。

实体匹配的流程主要包括生成候选实体对、实体相似性度量和
实体匹配。在候选实体对生成过程中，如果两个实体具有相同或等
价的名称、相同的属性值或文本关键词，那么这两个实体很大概率
是等价实体。基于这样的假设，可以分别根据实体的名称和属性的
索引值来生成候选实体对。实体相似度计算主要用于评估两个实体
之间的相似程度关系，可以通过以下公式进行计算：

$$sim(e_1, e_2) = w_1 * sim(e_1.N, e_2.N) +$$
$$w_2 * sim(e_1.P, e_2.P) \qquad (6-7)$$

其中，$sim(e_1.N, e_2.N)$ 表示实体名称的相似度；$sim(e_1.P, e_2.P)$ 表示实体属性的相似度，w_1，w_2 分别代表这二者对应的权重。

另外，现有的实体匹配系统主要有 Dedupe[①] 和 Limes[②]，Dedupe
是一个用于模糊匹配、记录去重和实体解析的 python 库，而 Limes
是一个基于度量空间的实体匹配发现框架，适合于大规模数据链
接。通过实体匹配系统，可以将重复、冗余的实体进行清洗和合
并，解决本体/知识库中实体的复用问题。

综上所述，多源异构智慧健康知识融合主要有两条实现路径，

---

① Dedupe，http：//www. openkg. cn/tool/dedupe，2019－01－10.
② OpenKG，http：//www. openkg. cn/tool/limes，2019－01－12.

一是通过实体融合、属性融合和概念融合，将从多源异构健康信息资源中抽取出的知识（三元组）融合到智慧健康领域顶层本体中，实现领域顶层本体的扩充，此过程中涉及实体相似度计算、属性相似度计算、语义关系度量、实体链接、实体分类等过程；二是将从多源异构健康信息资源中抽取出的各种医疗保健知识表示为本体/知识库的形式，通过本体分块、本体对齐、实体匹配等过程，实现本体层知识融合。这两层知识融合的最终目的都是将多源异构的智慧健康知识融合起来，形成可以解决具体领域问题的智慧健康知识图谱。

第三节　面向智慧健康的多源异构慢病知识融合实现

本书以智慧健康领域的高血压为例，首先，基于疾病本体（Disease Ontology，DO）和《中国高血压防治指南 2010》构建高血压领域顶层本体（top-level ontology，TO）；其次，根据从大规模生物医学文献中抽取出的实体—关系图谱，对其进行主题抽取和知识表示，形成高血压领域经验知识本体（empirical ontology，EO）；最后，将 TO 和 EO 进行合并和融合，探索多源异构知识融合的过程和实现路径，最终形成可以解决具体领域问题的高血压领域知识图谱。

一　基于 DO 和《中国高血压防治指南 2010》的高血压领域顶层本体构建

根据介绍的本体相关理论和构建方法可知，目前较为成熟的本体构建方法主要有 METHONTOLOGY 法和七步法，这两种方法被广泛应用于领域本体构建中。由于七步法是半自动构建，比 METH-

ONTOLOGY 法的手工构建方式更加方便快捷，因此，本书将采用七步法，基于 DO 和《中国高血压防治指南 2010》构建高血压领域顶层本体。

（一）高血压领域顶层本体构建

高血压领域顶层本体构建主要包括以下几个步骤：①确定本体涵盖的领域和范围；②考虑复用现有本体；③在本体中枚举重要概念；④定义类以及类的层次结构；⑤定义类的属性；⑥定义属性的约束条件；⑦创建实例。创建过程如图 6 - 4 所示。

第一步主要考虑本体适用的领域，创建本体的目的和需求，创建本体的数据来源和研究对象等；第二步主要考虑复用现有的、比较常用的领域本体和数据库；第三步可以参照现有的各类叙词表，从中提取重要的概念等；第四步主要考虑是采用自顶向下还是自底向上的方式构建本体，在此过程中，需要定义类及类的层次结构；第五步主要考虑定义类的属性，包括内在属性和外在属性；第六步主要考虑定义属性的约束条件，包括属性值的数据类型和个数；第七步主要是根据之前的各步骤，创建一个实例。本体构建是一个反复迭代的过程。

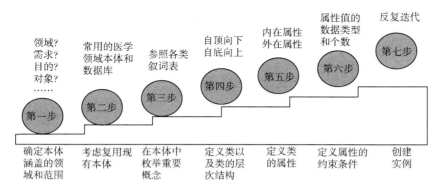

图 6 - 4　本体构建过程

根据本体构建过程，首先，需要确定高血压领域顶层本体的范围。高血压领域顶层本体构建主要采用《中国高血压防治指南 2010》中的相关知识。《中国高血压防治指南 2010》是根据我国心血管病流行趋势和循证医学研究的进展，参考国内外最新研究成果和各国指南编制而成，对于患者具有重要的指导意义。

其次，需要考虑复用现有医学本体。DO 是以本体概念构建的人类疾病分类系统，包含 12564 个疾病名词和 341850 条对外部数据库的引用记录，映射了 MeSH、ICD、NCIs thesaurus、SNOMED 等医学资源的术语集，对人类疾病做了系统、详细的划分。但是，DO 中缺乏对每种疾病的详细病因、治疗、药物等方面的描述。因此，本书的高血压领域本体构建将复用 DO 中的部分内容，并对其缺乏的相关内容进行补充和完善。

最后，在本体中枚举重要概念。例如高血压本体的顶层概念如表 6 - 1 所示。

表 6 - 1　　　　　　　　　高血压本体的顶层概念

顶层概念	包含内容	属性说明	关系说明
高血压	高血压下属的各种类型，如继发性高血压、原发性高血压、妊娠高血压等	定义、英文称谓、死亡率、发病率、同义词等	各种高血压之间的上下位关系，疾病之间的因果、影响关系，并发症关系等
病因	遗传、环境（外部环境、内部环境），如气候、压力等，以及各种疾病、身体器质变化导致的慢病	别称等	
治疗手段	药物治疗、外科手术、物理疗法、化学疗法、精神疗法等各种治疗方法的具体内容	简称，别称等	治疗手段的使用设备、使用药物、适用人群、前导治疗、后续治疗过程、检查项目等
临床表现	体征，如体温、血压等，以及各种症状，如发热、水肿等	别称等	临床表现和高血压之间的对应关系

续表

顶层概念	包含内容	属性说明	关系说明
检查项目	血常规、尿常规、生化检查，心电图、心脏超声波检查，胸部X线检查等	检测项目具体名称，如胆固醇含量等	检查设备与各种仪器设备之间的关系
病人	人群分类、患病时间、地区等	各种病理特征	
医疗设备仪器		用途、用法、注意事项等	
其他	包含和慢病相关的各种其他概念类型，如各种微生物、激素、酶、抗生素、微量元素等		

同时，列举高血压类的核心概念，如诊断类概念（病史、实验室检查等）、分类概念（按血压水平和按心血管风险分类等）、治疗类概念（治疗目标、策略等），高血压防治指南中的部分核心概念如表 6 - 2 所示。

表 6 - 2　　　　　　高血压防治指南的部分核心概念

诊断类概念	病史	高血压家族史、病程、既往史、继发性高血压
	体格检查	血压、心率、BMI、库欣综合征
	实验室检查	基本检查：血液生化、全血细胞计数、尿液分析等
		推荐检查：ABI、尿蛋白定量、餐后 2 小时血糖等
		选择检查：MRI、血浆肾素活性、血和尿醛固酮等
	血压测量	诊室血压、动态血压、家庭血压
	靶器官损害	心脏、肾脏、血管、眼底、脑
分类概念	按血压水平	1 级高血压（轻度）、2 级高血压（中度）、3 级高血压（重度）
	按心血管风险	低危、中危、高危、很高危
治疗类概念	治疗的目标	分为标准目标、基本目标
	治疗的策略	低危患者、中危患者、高危和很高危患者策略
	非药物治疗	减少钠盐摄入、控制体重、戒烟、限酒、体育运动
	药物治疗	单一药物治疗、联合药物治疗

进一步，需要定义类以及类的层次结构，类的属性、属性的约束条件（包括数据类型属性和对象类型属性）等。高血压领域本体中的部分属性关系及解释如表6-3所示。

表6-3　　　　　　　高血压领域本体中的部分属性关系及解释

	高血压病史	患者是否有相关病史
	年龄	患者年龄
数据类型属性及解释	性别	患者性别
	收缩压	患者血压收缩压的值
	舒张压	患者血压舒张压的值
	危险因素个数	患者存在的危险因素
	高血压类型	患者的高血压类型
	高血压风险	患者的高血压风险水平
对象类型属性及解释	生化检查指标	患者的各项指标结果
	心电图指标	患者的心电图结果
	尿液检测	患者各项尿液参数分析
	靶器官水平	患者靶器官损坏情况
	用药建议	对患者的用药建议

将高血压领域本体中的类"高血压患者"具有的一系列属性表示为 OWL 格式，如图6-5所示。

根据前面定义的类、概念和属性，创建高血压领域本体的实例。高血压领域本体患者类的一个实例患者，具有一系列数据属性，如图6-6所示。

（二）高血压领域顶层本体展示

首先，本书主要采用 Protégé 工具，采用手工可视化的方式半自动化构建高血压领域本体；其次根据面向结构化医学本体/知识库的知识抽取方法，复用 DO 中的部分概念实体关系；最后，形成的高血压领域顶层本体如图6-7所示。

最终构建的 TO 的部分实例如图6-8所示。

```
<owl:Class rdf:ID="高血压患者"/>
<owl:ObjectProperty rdf:ID="靶器官损害情况">
<rdfs:domain rdf:resource="#高血压患者"/>
</owl:ObjectProperty>
<owl:ObjectProperty rdf:ID="危险因素">
<rdfs:domain rdf:resource="#高血压患者"/>
</owl:ObjectProperty>
<owl:DatatypeProperty rdf:ID="年龄">
<rdfs:domain rdf:resource="#高血压患者"/>
<rdfs:range rdf:resource="http://www.w3.org/2001/XMLSchema#string"/>
</owl:DatatypeProperty>
<owl:DatatypeProperty rdf:ID="伸缩压">
<rdfs:domain rdf:resource="#患者"/>
<rdfs:range rdf:resource="http://www.w3.org/2001/XMLSchema#int"/>
</owl:DatatypeProperty>
<rdfs:domain rdf:resource="#高血压患者"/>
</owl:DatatypeProperty>
<owl:DatatypeProperty rdf:ID="性别">
<rdfs:domain rdf:resource="#高血压患者"/>
<rdfs:range rdf:resource="http://www.w3.org/2001/XMLSchema#string"/>
</owl:DatatypeProperty>
<owl:DatatypeProperty rdf:ID="舒张压">
<rdfs:domain rdf:resource="#高血压患者"/>
<rdfs:range rdf:resource="http://www.w3.org/2001/XMLSchema#int"/>
</owl:DatatypeProperty>
```

图 6 – 5　高血压领域本体中"高血压患者"类的属性

```
</患者>
<患者 rdf:ID="患者_1">
<姓名 rdf:datatype="http://www.w3.org/2001/XMLSchema#string"
>张三</姓名>
<有伸缩压 rdf:datatype="http://www.w3.org/2001/XMLSchema#int"
>173</有伸缩压>
<年龄 rdf:datatype="http://www.w3.org/2001/XMLSchema#string"
>52</年龄>
<有舒张压 rdf:datatype="http://www.w3.org/2001/XMLSchema#int"
>100</有舒张压>
<性别 rdf:datatype="http://www.w3.org/2001/XMLSchema#string"
>男</性别>
</患者>
```

图 6 – 6　高血压领域本体中实例患者的数据属性

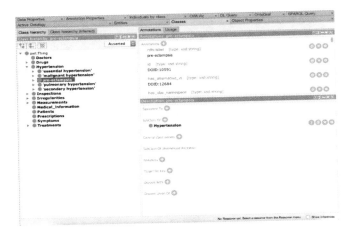

图 6-7　高血压领域顶层本体展示

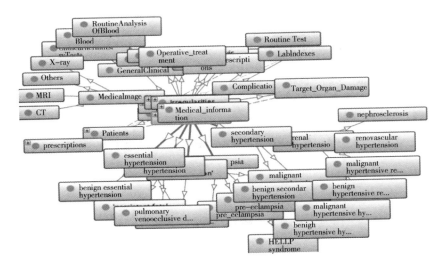

图 6-8　TO 的部分实例

二　基于医学文献的高血压领域经验知识抽取和表示

基于深度学习方法从与高血压相关的大规模医学文献中抽

取出了 337984 个三元组，形成了一个大规模的高血压领域实体—关系图谱。但是这个图谱中三元组之间的关系比较复杂，用户难以根据此图谱找到自己需要的智慧健康知识。因此，需要从该图谱中进一步抽取不同的主题知识，并采用统一的知识表示方式对其进行组织，形成更加直观的领域经验知识本体或知识库。

（一）实体—关系图谱中的主题抽取

在高血压领域实体—关系图谱中，由于所有的数据都是围绕高血压（hypertension）展开的，将所有数据进行主题挖掘可以得到置信度最高的主题为高血压。因此，本书将以高血压（hypertension）为根节点，进一步挖掘其下一层节点所对应原始句子的主题，逐层迭代，直至覆盖所有数据；然后将其以统一的知识表示方式—基于本体的知识表示方式进行表示。

首先，在高血压领域实体—关系图谱中查找与实体高血压"hypertension"关联的节点所形成的三元组，最终共找到 6453 个，部分节点如表 6 - 4 所示。

表 6 - 4　　　与实体高血压"hypertension"关联的部分节点

节点 1	节点 2	节点 3	节点 4	节点 5	节点 6	节点 7
insomnia	Metabolic syndrome	patients	China	pregnancy	hypertension	Cardiovascular disease
节点 8	节点 9	节点 10	节点 11	节点 12	节点 13	节点 14
treatment	status	diseases	HTN	CKD	diabetes	hyperuricemia
…	…	…	…	…	…	…

其次，通过关联节点匹配原始生物医学文献中对应的句子，共找到 6453 个句子，部分句子如图 6 - 9 所示。

```
hypertension<E>insomnia<E>it may affect both hypertension and insomnia at the same time
hypertension<E>metabolic syndrome<E>hypertension and metabolic syndrome
hypertension<E>patients<E>A significant change has beenshown recently on the prevalence rates of hypertension patients
hypertension<E>China<E>BACKGROUND: The incidence of hypertension in China is high
hypertension<E>pregnancy<E>hypertension during pregnancy
hypertension<E>hypertension<E>We usedbaseline hypertension and newly diagnosed hypertension during the 10-yearfollow-up period as the outcome variable
hypertension<E>cardiovascular diseases<E>BACKGROUND/AIMS: Angiotensin II (Ang II)-mediated hypertension is a major riskfactor for cardiovascular diseases
hypertension<E>age<E>The prevalence of hypertension is knownto increase with age
hypertension<E>status<E>To examine trends inyouth hypertension and the impact of the new guideline on classification ofhypertension status
hypertension<E>diseases<E>This system is expected to be useful for clinicalmonitoring of hypertension diseases
hypertension<E>hyperuricemia<E>we aimed to evaluate the effect of mangiferin onalleviating hypertension induced by hyperuricemia
hypertension<E>(HTN)<E>including hypertension (HTN)
hypertension<E>CKD<E>Age andcomorbidity of hypertension were the most important risk factors for CKD
hypertension<E>diabetes<E>hypertension and diabetes
hypertension<E>treatment<E>especially the newclassifications of hypertension and the general reduction in treatment targetswere discussed worldwide
```

图 6 - 9　关联节点匹配的部分句子

将这些句子输入到 LDA 主题模型中，挖掘这些句子的潜在主题；继续查找第二层节点匹配的句子，挖掘其潜在主题；依次迭代，直至覆盖所有句子。在本书的数据中，经过三次迭代就覆盖了所有数据。将主题个数设置为 2，主题词个数设置为 10，输出的主题结果如表 6 - 5 所示。

表 6 - 5　　挖掘出的三层潜在主题

第一层主题		第二层主题		第三层主题	
Topic1	Topic2	Topic1	Topic2	Topic1	Topic2
hypertension	patient	arteries	serum	hypertension	patient
disease	prevention	medicine	pressure	rat	effect
renal	control	drug	rat	patient	arteries
patient	risk	kidney	group	plasma	treatment
essential	diabetes	risk	urine	level	renal
rat	treatment	vascular	treatment	subject	therapi
chronic	age	cardiac	diastolic	sodium	drug
salt	pressure	treatment	cholesterol	systolic	antihypertensive
sodium	pregnant	antihypertensive	concentre	control	cardiac
case	women	therapi	creatinine	diastolic	response

通过人工对这些主题进行分析和归纳，最终将高血压（hypertension）的第一层主题归纳为 Diagnosis（诊断）、Related disease（相关疾病）、Related description（相关描述）、Pathogeny（病因）、

Prevention（预防）、Research（疾病研究）、Patient（患者）、Medical resource（医疗资源）等。下一步，将第一层获得的主题进行细分，比如说 Diagnosis（诊断）中包含 Blood pressure（血压）监测、Related disease（相关疾病）中包含 Coronary artery disease（冠心病）等。以此类推，逐步将各层主题进行细分和完善。

（二）高血压领域经验知识本体展示

根据介绍的本体构建方法、步骤和工具，本书将获得的各层主题采用本体的方式进行表示，最终形成的高血压领域经验知识本体 EO，如图 6 – 10 所示。

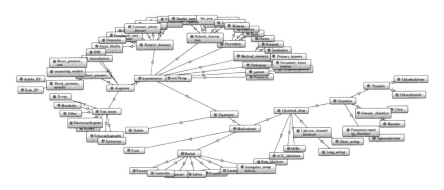

图 6 – 10　EO 示意

从图中可以看出，EO 主要包括高血压的诊断（Diagnosis）、相关疾病（Related disease）、相关描述（Related description）、病因（Pathogeny）、预防（prevention）、疾病研究（Research）、患者（Patient）、医疗资源（Medical resource）等大类。每个大类再逐步细化，比如说高血压诊断方式（Diagnosis）包括对血压的监测（Blood pressure）、检查项目（Test items）等，高血压相关疾病（Related disease）包括冠心病（Coronary artery disease）、心力衰竭（Heart failure）等。

三　多源异构高血压领域知识融合实现

本书以 TO 和 EO 的合并和融合为例，研究多源异构智慧健康知识融合的实现过程。在此过程中，主要发生了两个层面的知识融合：一个是概念层知识融合，这种知识融合主要发生在实体、关系、属性等层面，例如将从医学文献中抽取出的三元组扩充到 TO 中，实现高血压领域概念的扩充；另外一个是语义层知识融合，这种知识融合主要发生在本体、知识图谱、知识库等层面，例如将 TO 和 EO 进行融合等。概念层知识融合可以为语义层知识融合奠定基础，语义层知识融合是概念层知识融合的进一步深化。这两个层面的知识融合相互促进，互为补充。

（一）本体选择和预处理

本体扩充和融合通常需要根据用户的需要和目的，以相关领域本体为研究对象，而且，待融合本体之间必须有相似的元素，能够进行实体匹配。在融合之前，通常需要根据相应的方法（例如专家调查法等）对本体进行评估。

由于本体是根据不同来源的数据构建的，在进行本体融合之前，需要进行本体预处理。本体预处理是指对概念数据庞大、概念关系复杂的大规模本体进行分块，并将要进行对齐的两个本体调整为统一格式。例如，将 TO 和 EO 中描述同一实体的属性、域集等信息调整为统一形式，同时，将本体中实体的 IRI 调成相同格式。本体预处理可以手工进行，也可以利用通用的本体编辑器进行。

由于本书选择的 TO 和 EO 都是根据人机协作、半自动化构建而成，本体的数据量和结构比较容易控制，因此，本书的本体预处理工作相对比较简单。

（二） 基于 Embedding 学习的实体关系融合

嵌入学习是一种基于能量模型的方法，该方法将实体关系映射到一个低维嵌入空间，通过在嵌入空间中寻找合适的能量函数来学习实体的嵌入表示，同时利用实体的嵌入表示表达实体之间的关系，进而判断两个描述实体的关系是否为同一种关系（Bordes et al.，2013）。TransE 模型将从多源异构健康信息资源中抽取出的三元组（h，r，t）的关系向量 l_r 表示为头向量 l_h 和尾向量 l_t 之间的位移。如图 6 – 11 所示。

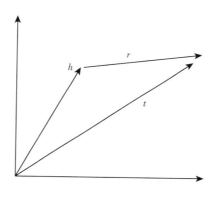

图 6 – 11 TransE 模型

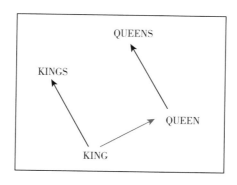

图 6 – 12 实体与向量之间的关系

当 $l_t = l_h + l_r$ 表明两个实体是等价实体。实体与向量之间的关系如图 6 – 12 所示。当实体与向量之间的关系：KINGS – QUEENS = KING – QUEEN，则考虑两对实体之间存在某种相同的关系。比如说本体 1 中存在头实体 Heart failure，且 Heart failure（心力衰竭）＋Diagnosis（诊断）＝Hypertension（高血压）；本体 2 中存在头实体 Coronary artery disease，且 Coronary artery disease（冠心病）＋Diagnosis（诊断）＝Hypertension（高血压），则考虑 Heart failure 和 Coronary artery disease 是不是等价实体。如图 6 – 13 所示。

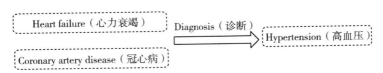

图 6 – 13　等价实体示意

这种方法不依赖于任何文本的上下文信息，将本体中的实体和关系都映射到低维向量空间，同时采用数学表达式来计算各个实体之间的相似度，从而有效进行实体融合。但是，由于 TransE 模型仅适用于 1 – 1 的实体关系，在处理 $N – 1$、$1 – N$ 关系的时候存在问题；因此，本书将采用其衍生模型 TransR 模型（Lin 等，2015）对本体中的实体和关系进行建模，其基本思想如图 6 – 14 所示。

在 TransR 模型中，对于任意一个三元组（h，r，t），首先需要将 h 和 t 映射到 k 维空间 h，将 r 嵌入到 d 维空间；对于每一个关系 r，设置一个投影矩阵 M_r，$M_r \in R^{k \times d}$。其次，在 M_r 的作用下将实体空间的实体映射到关系 r 对应的关系空间，映射结果分别为 $h_r = hM_r$ 和 $t_r = tM_r$，从而得到 $h_r + r \approx t_r$，打分函数定义为 f_r（h，t）＝$\| h_r + r - t_r \|_2^2$。这种关系特定的映射可以保证具有相同关系的头部/尾部实体（圆圈）在嵌入空间中彼此接近，而没有关系的实体（三角形）在嵌入空间中则离得较远。

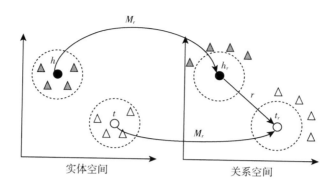

图 6 – 14　TransR 模型的基本思想

（三）高血压领域知识融合实现

为了合并两个本体，需要进行以下几个步骤：①确认是不是等价实例；②确认是不是等价类/子类；③确认是不是等价属性/子属性；④将相同的实体进行合并，相似的实体进行链接，以实现本体和领域知识的扩充。一个简单的本体合并和融合实例如图 6 – 15 所示。

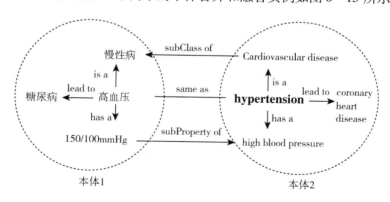

图 6 – 15　一个简单的本体合并和融合实例

图 6 – 15 中，为了实现本体 1 和本体 2 的合并和融合，首先要解决中、英文语言体系结构的问题，将不同语种进行翻译，实现跨语言的知识融合；其次，要确定是否存在等价实体，将具有"same as"关系的实体进行对比，此过程涉及实体相似度计算的问题；再

次，要确定是不是等价类/子类、等价属性/子属性，将具有"is a"、
"has a"关系的类和属性进行属性相似度计算；最后，将相同的实
体进行合并，不同却相似的实体进行链接，以实现本体和领域知识
的扩充和融合，减少知识的冗余，增强知识的可重用性。

1. 高血压领域顶层本体扩充

高血压领域顶层本体（TO）是关于高血压的医学概念和概念
间关系的术语集合，将从生物医学文献中抽取出的智慧健康知识融
合、扩充到高血压领域顶层本体中，一方面可以减少知识的重复冗
余，推进新知识的发现与产生；另一方面可以进行领域顶层本体的
扩充，实现领域知识的重用和应用范围的拓展。在此过程中，需要
重点关注高血压领域知识的实体融合、属性融合和关系融合。

在实体融合方面，从生物医学文献中抽取出的实体与 TO 中的
实体存在两种可能的关系：一种是 TO 中存在与该实体映射的实体，
即相同或者等价实体，此时只需要找到其映射的实体，将其链接到
已有的 TO 中；另一种是 TO 中不存在与该实体映射的实体，这就
需要对该实体进行分类标注，然后根据已有知识库的分类标准将实
体扩展到 TO 中。例如，从生物医学文献中抽取出的实体"hyper-
tension"，在 TO 中可以找到与之对应的实体"hypertension"，因
此，可将该实体链接到 TO 中；而实体"Diagnosis"，在 TO 中无法
找到与之相同或等价的实体，因此，可将其进行分类标注，找到其
对应的上一级分类体系"treatment"，再将其进行链接。

在 TO 和 EO 的实体链接过程中，通常采用的方法是：待 TO 和
EO 的向量训练达到稳定状态之后，对于 TO 中每一个找到链接的实
体，则在 EO 中找到与之相同或相近的等价实体进行消歧；对于 TO
中每一个没有找到链接的实体，在 EO 中找到距离最近的实体向量
进行链接，距离计算方法可采用任何向量之间的距离计算，例如欧
式距离和 Cosine 距离。

在属性融合方面，通常需要计算实体属性的文本相似度和语义相似度来度量其是否为同一属性，然后再对其进行合并重组。例如 TO 中，高血压实体对象的属性为 ｛DOID，Name，Definition，Synonyms，Xrefs｝，而从生物医学文献中抽取的高血压实体对象的属性为 "Definition，Diagnosis，Treatment…"，此时就需要对属性描述进行标准化和归一化处理。

在关系融合方面，最关键的问题在于判断两个描述实体的关系是否表达同一种关系，是不是包含关系。例如从生物医学文献中抽取出的实体 "Coronary artery disease" 与 TO 中的实体 "Essential hypertension" 有什么关系？这就需要通过对比描述关系的词汇之间的语义相似度来验证是否为相同关系和包含关系，从而对描述实体的关系进行语义理解。

2. 高血压领域本体融合

将 TO 和 EO 根据第二节中介绍的方法和过程进行融合。首先，需要对这两个本体进行分块和对齐，由于本书选择的 TO 和 EO 都是根据人机协作的方式构建而成，本体数据量和结构比较容易控制，本体分块和本体对齐的工作可以在本体编辑器 Protégé 中进行；其次，需要对两个本体中的实体进行匹配和链接，最终经过融合之后的部分高血压领域本体如图 6－16 所示。

从图中可以看出，经过融合之后的高血压领域本体，概念体系更加全面，本体内容更加丰富，领域知识门类更加多样。初步可以将其分为六层，第一层主要包括高血压的 Diagnosis（诊断）、Related disease（相关疾病）、Related description（相关描述）、Pathogeny（病因）、Prevention（预防）、Research（疾病研究）、Patient（患者）、Medical resource（医疗资源）等大类；第二层主要是对第一层的进一步细化，比如说高血压诊断方式（Diagnosis）包括对血压的监测（Blood pressure）、检查项目（Test items）等，高血压相关疾病

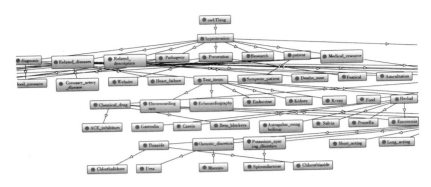

图 6 - 16 经过融合之后的部分高血压领域本体

（Related disease）包括冠心病（Coronary artery disease）、心力衰竭（Heart failure）等；第三层是对第二层的进一步细化，比如说检查项目（Test items）又包括心电图（Electrocardiogram）、超声扫描仪（echocardiograph）、内分泌（endocrine）、肾（kidney）等。以此类推，第四层是对第三层的进一步细化，第五层是对第四层的进一步细化，第六层是对第五层的进一步细化。

第四节 本章小结

　　知识融合的目的是将从多源异构健康信息资源中抽取出的知识进行合并和融合，形成可以解决具体领域问题的知识库/知识图谱，为用户提供更加智能化的智慧健康知识服务。本章分析了多源异构智慧健康知识融合的流程，主要包括智慧健康领域顶层本体构建、智慧健康知识抽取和表示，以及多源异构智慧健康知识融合等过程。在此基础上，提出了概念层知识融合和本体层知识融合实现路径，一方面通过实体融合、属性融合和概念融合，将从多源异构健康信息资源中抽取出的知识（三元组）融合到智慧健康领域顶层本体中，实现领域顶层本体的扩充；另一方面将从多源异构健康信息资源中抽取出的各种医疗保健知识表示为本体的形式，通过本体分块、本体对齐、实体匹配等过程，实现本体的合并与融合。

首先，本章以智慧健康领域的高血压疾病为例，基于 DO 和《中国高血压防治指南 2010》构建 TO，获取高血压领域共同被认可的概念和词汇；其次，根据从大规模生物医学文献中抽取出的实体—关系图谱，对其进行主题内容挖掘和语义标注，并采用基于本体的知识表示方式将其形成 EO；最后，将 TO 和 EO 进行预处理，采用基于 Embedding 学习的方法，实现高血压领域实体融合、关系融合、属性融合和本体融合。研究发现，经过融合之后的高血压领域本体，概念体系更加全面，本体内容更加丰富，领域知识门类更加多样。

本章的主要目的是将从多源异构的健康信息资源中抽取出的知识进行表示和融合，探索多源异构智慧健康知识融合的过程和实现路径，从而实现大规模智慧健康领域知识图谱的构建。本章提出的两种知识融合实现路径详细阐述了概念层知识融合和本体层知识融合的过程，为大规模知识图谱构建和知识融合的实证研究指明了方向。

第七章 面向用户需求的智慧健康知识
动态推荐研究

构建智慧健康领域本体的目的是捕获相关领域的实体概念和关系，提供对该领域知识的共同理解。但是本体的使用者面向的是领域专家，普通公众对于本体的应用比较困难。因此，本章在智慧健康领域本体的基础上，填充从多源异构健康信息资源中抽取出的知识资源，形成可以解决具体领域问题的大规模智慧健康领域知识图谱，为用户提供智能化的智慧健康知识服务。智慧健康领域知识图谱是一种基于图的海量知识管理技术体系与服务模式，它以语义网络为框架，将智慧健康领域中琐碎、零散的知识点通过概念之间的语义关系相互连接，从而形成巨型的、网络化的、可以支持综合性知识检索、问答和可视化决策支持等智能应用的知识系统。

第一节 用户需求与智慧健康知识资源匹配

在构建智慧健康领域知识图谱之前，最重要的问题是解决用户健康知识需求与智慧健康知识资源的匹配问题。根据第四章中挖掘出的用户健康知识需求，需要将其进行语义化表达，实现与智慧健康知识资源的匹配和映射。遵循"用户需求挖掘—用户需求语义网络构建—需求与资源匹配—知识服务提供"的思路，本书提出了三条面向用户的智慧健康知识服务实现路径，如图 7－1 所示。

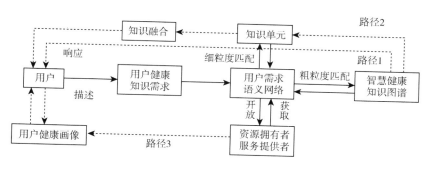

图 7－1　面向用户的智慧健康知识服务实现路径

路径 1 主要是将挖掘出的用户健康知识需求进行语义化表达，形成用户需求语义网络，从而实现与智慧健康知识图谱的粗粒度匹配；在此基础上，需要采用基于本体知识库的对话式检索服务，根据用户在智慧健康知识图谱中输入的检索式，向用户提供智慧健康知识服务。路径 2 主要采用相同的知识表达方式，将用户健康知识需求中的知识单元与智慧健康知识图谱中的知识单元（实体概念、关系、属性等）进行细粒度匹配，对知识单元之间的关联进行不同维度和切面的融合，从而形成一个一体化的"需求—资源"图谱，自动化地向用户提供全方位、深层次的知识服务。路径 3 主要是研究如何向第三方资源拥有者或服务提供者提供用户健康画像的接口，通过用户的健康画像信息，向其提供相应的智慧健康知识服务。由于用户健康画像涉及用户多维度、全立体的刻画，需要通过个人健康大数据管理平台对用户的各项基本数据和指标等进行分析，包括用户的体重、心率、血糖、血脂、血压、体脂、疾病史等。本书由于获取的数据有限，目前仅考虑路径 1 和路径 2 的实现。在此过程中需要解决几个重要问题：①用户需求语义网络构建；②用户健康知识需求与知识资源粗粒度匹配；③用户健康知识需求与知识单元细粒度匹配。

一　用户需求语义网络构建

在智慧健康知识服务中，为实现用户需求与知识服务在语义级别上的匹配，其中最关键的任务是将用户健康知识需求以机器可理解的形式化知识表示方式进行组织，构建用户需求语义网络（陈烨、赵一鸣，2014）。目前，关于用户需求组织的研究主要集中在用户兴趣建模、基于用户实时搜索行为的需求建模，以及基于本体的用户需求建模等方面（茆意宏，2012）。其中，用户兴趣建模和基于用户实时搜索行为的需求建模，主要是根据用户自身的兴趣、用户在操作界面中的实时搜索行为或用户与其他用户之间的交流行为所反映出的知识需求进行建模，这种方式能够描述用户个性化的、在特定情境下所产生的知识需求，但是缺乏语义信息描述，在准确性上存在一定不足；基于本体的用户建模主要是根据用户表达出的知识需求，对其采用基于本体的知识表示方式进行表示，这种方式为用户提供了丰富多样的领域知识，弥补了传统用户模型的缺陷，可以实现需求知识的共享和重用。

在用户需求语义网络构建过程中需要解决以下几个重要问题：①用户健康知识需求的定义与描述；②用户健康知识需求的关联和分解；③用户需求发布过程中的协作、交流机制。

二　用户需求与知识资源粗粒度匹配

用户需求与知识资源粗粒度匹配是指将用户的健康知识需求直接与智慧健康知识图谱的基础架构进行匹配。在这种情况下，用户健康知识需求与智慧健康知识资源预先已经经过匹配和映射。用户可以通过基于本体知识库的对话式检索服务，在对话框中输入自己的健康知识需求，后台知识库即可根据需求匹配相应资源，向用户提供所需要的智慧健康知识服务。这种服务方式比较方便快捷，但是需求和资源是提前映射的，用户只能通过提示输入指定的关键词来获得相应的知识服务，用户的个性化知识需求受到限制。

三 用户需求与知识单元细粒度匹配

用户需求与知识单元细粒度匹配是指将用户需求语义信息与从智慧健康知识图谱中抽取出的知识单元进行细粒度匹配，对知识单元进行不同维度和切面的融合，向用户提供面向内容的、深层次的知识服务。在这种情况下，用户的健康知识需求和智慧健康知识资源以相同的体系结构进行表示，只要将用户健康知识需求中的某一实体关系与智慧健康知识资源中的相应实体关系进行匹配，即可获得自己想要的知识服务。用户可以输入的知识需求范围更加广泛，内容更加丰富，更能满足用户的个性化知识需求。

第二节 智慧健康领域知识图谱构建

智慧健康领域知识图谱的核心部件是智慧健康领域顶层本体所形成的语义网络，其中节点代表智慧健康领域概念，边代表智慧健康领域概念之间的语义关系，从多源异构智慧健康信息资源中抽取出领域概念的各种信息、医学文献的相关链接等可以对智慧健康领域知识图谱的内容进行填充和拓展。

构建智慧健康领域知识图谱主要有以下几个步骤：①设计完善智慧健康领域顶层本体，形成业界公认的技术规范；②构建智慧健康领域基础词库和语义网络，作为智慧健康领域知识图谱的骨架；

③通过数据预处理、转换和装载程序，将已有的医学术语系统和数据库内容导入智慧健康领域知识图谱中；④将从智慧健康领域相关的生物医学文献中抽取出的与疾病相关的实体、语义关系，以及临床表现、病因、治疗方案、药物、保健方法等知识填充到知识图谱中；⑤将智慧健康领域知识图谱嵌入到智慧健康知识服务平台中，进行可视化应用。

一　智慧健康知识图谱基础架构

智慧健康知识图谱是一种基于图的知识表示与组织方法。智慧健康知识图谱在智慧健康领域顶层本体基础上新增了来源于医学文献数据库中的知识内容，如领域概念、实体的各种解释信息，以及相关文献资源的链接数据等。根据智慧健康领域知识概念的特点和内涵，将第四章挖掘出的用户健康知识需求与智慧健康领域知识进行粗粒度匹配，初步形成智慧健康领域知识图谱基础架构，如图7-2所示。

该基础架构主要以疾病为中心，根据用户对疾病知识的发病原因、疾病症状、治疗手段、药物支持、诊断方式等健康知识的需求，在智慧健康领域顶层本体的基础上，进一步填充从多源异构智慧健康信息资源中抽取的知识资源构建而成。

二　知识图谱构建技术和工具

在知识图谱中，知识以三元组的形式存储，本书将采用主流的互联网和语义技术进行智慧健康知识图谱的构建和维护。图数据库（Graph Database）也可称为面向/基于图的数据库，主要以节点和关系（边）来体现，也可处理节点上的属性（键值对）。与其他数

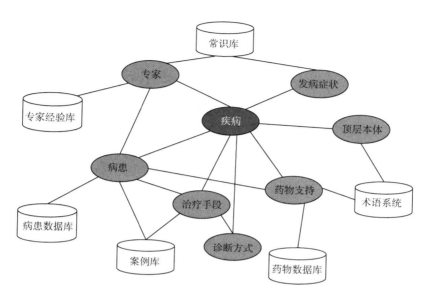

图 7 - 2　智慧健康领域知识图谱基础架构

据库相比，图数据库更擅长描述数据之间的关系，适合处理大量复杂、互连接、低结构化的数据，可以快速解决复杂的关系问题。目前，图数据库已经被广泛应用于社交网络、推荐系统等大规模关系网络和图数据的存储、管理和分析中（路莹等，2016）。

Neo4j 是目前最流行的图数据库，主要包含节点（Nodes）和关系（Relationships）这两种基本的数据类型。其中节点表示实体，边表示实体之间的关系，不同实体通过各种关系关联起来形成关系型网络结构，节点和边都包含 key/value 形式的属性。Neo4j 可以以网络图的形式全面展示智慧健康知识实体之间的关系，而且可以灵活扩展网络模型，有效克服传统关系数据库动态更新能力弱、无法有效处理数据间复杂关系的弊端。因此，本书将采用图数据库 Neo4j 对抽取的智慧健康知识进行存储。另外，可以采用 Jena、D2RQ 等工具，将知识图谱转为 RDF、OWL、JSON-LD 等格式，支持数据访问和 SPARQL 查询；同时，采用主流 Web 技术 Linux、

PHP、Apache 等开发基于智慧健康知识图谱的智慧健康知识服务平台，用于知识检索与知识图谱展示。

三 智慧健康知识图谱基础展示

初步构建的智慧健康知识服务平台界面如图 7 - 3 所示。

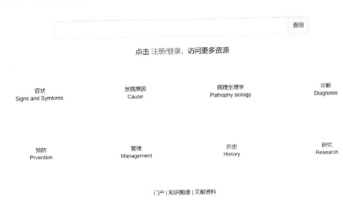

图 7 - 3 智慧健康知识服务平台界面

在该知识服务平台中，主要包括疾病的发病原因、疾病症状、诊断方式、预防手段、病理生理学基础、疾病日常管理等模块。各个模块中包含疾病相关的各种医疗保健常识，可为用户提供相应的知识服务。

将智慧健康知识图谱嵌入智慧健康知识服务平台中，可以得到更广泛的应用，如图 7 - 4 所示。智慧健康知识图谱可将知识通过可视化语义图的方式进行展示，更加形象、直观地表达领域概念之间的关联。用户可以在该平台中进行知识检索、知识问答、知识浏览和知识分析，辅助智能化的智慧健康知识服务。

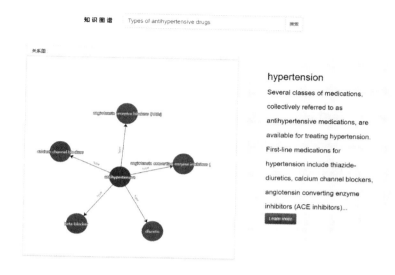

图7-4　智慧健康知识图谱展示

第三节　基于智慧健康领域知识图谱的
慢病知识动态推荐

　　构建智慧健康领域知识图谱的作用主要包含以下几个方面：①对智慧健康知识体系进行系统梳理、建模和展示，帮助医学专家和普通公众理清学术发展脉络，浏览医疗保健相关知识，发现知识点之间的联系；②以图形可视化方式展示智慧健康领域核心概念之间的关系，有助于知识资源的关联与整合，解决数据孤岛问题；③可将其嵌入智慧健康知识服务平台中，为用户提供知识可视化、知识检索、知识推荐、决策支持，辅助智能化的知识服务；④有助于梳理相关疾病领域的重要专家、病患的基本特征，以及疾病的治疗方案、药物使用情况等，帮助用户进行决策。智慧健康领域知识图谱应用主要体现在以下三个方面。

一　知识可视化

构建智慧健康知识图谱的首要目的是对智慧健康知识体系进行系统梳理、建模和可视化展示。智慧健康知识图谱可以形象展示智慧健康领域核心概念之间的关联关系，快速呈现知识的结构和相关性，增强知识资源间的连通性。同时，智慧健康知识服务平台为用户提供了统一的图形接口，用户可以通过图形交互的方式，在概念层次上浏览健康保健知识，发现知识概念间的潜在联系，对智慧健康领域的知识体系进行快速了解和全面把控。与阅读文献等手段相比，知识图谱可以节约知识浏览时间，提高知识服务效率。医学领域专家和普通公众可以通过智慧健康知识图谱理清学术发展脉络，浏览健康保健相关知识，发现知识点之间的联系。

二　知识检索

现有健康信息资源服务平台中普遍存在知识量大、术语系统复杂、表述模糊、难以准确检索等问题。将智慧健康知识图谱嵌入智慧健康知识服务平台，可实现基于语义的精准检索，解决传统搜索中遇到的关键字语义多样性及语义消歧的难题。用户可以通过交互的方式，在该智慧健康知识服务平台中输入自己想要查询的健康知识或者选择其中某个概念开始查询或搜索；后台通过将用户需求与智慧健康信息资源进行匹配，最终将查询结果反馈给用户。这种方式能够快速呈现知识的结构和相关性，支持用户在概念层次上浏览知识资源，与阅读文献等手段相比，可以节约知识检索和获取的时间。另外，可以在检索中加入"领域逻辑"，嵌入知识卡片，直接给出实体的知识、图片和语义关系，也可以通过实体链接实现知识与文档的混合检索。在此过程中需要解决自然语言的表达多样性问题、自然语言的歧义问题。

三　知识推荐

构建智慧健康知识图谱的另一个重要目的是根据用户的健康知识需求，为其自动推荐相关知识，满足用户的个性化知识服务。在此过程中，最重要的过程就是将用户健康知识需求与智慧健康知识图谱中的概念之间的关系进行匹配和映射，根据用户的兴趣和行为来匹配用户需求。在用户进行临床决策时，可以基于智慧健康知识图谱找到与用户当前所研究的症状、症候、方剂和病例相关的医案、指南和知识库内容，辅助用户进行决策。例如，根据用户的"疾病状态"、年龄、病程等，为用户推荐相应的疾病保健知识；在"疾病"和"药物"之间建立"治疗"关系，当用户输入疾病信息时，即为其推荐相关药物和治疗手段等。根据用户的健康画像和需求画像自动为其推荐相应的智慧健康知识、服务和产品，帮助用户构建智能化、个性化和多终端兼容的智慧健康知识服务平台，真正实现"智慧医疗"。

第四节　本章小结

本章在智慧健康领域本体的基础上，结合用户健康知识需求，构建了智慧健康知识图谱的基础架构，并将其嵌入智慧健康知识服务平台，以期为用户提供智能化的智慧健康知识服务。在智慧健康知识服务中，作为匹配用户需求与知识资源的前提，将用户健康知识需求进行组织是提供优质知识服务的重要基础和保障。因此，本章提出了用户需求语义网络的构建思路，将用户健康知识需求以机器可理解的形式化知识表示方式进行组织；同时提出将用户需求与知识资源粗粒度匹配、用户需求与知识单元细粒度匹配的智慧健康知识服务实现路径。

然后，本书根据构建智慧健康领域知识图谱的主要步骤和相关的构建技术和工具，结合第四章中挖掘出的用户健康知识需求、第六章中构建的智慧健康领域顶层本体以及第五章中从大规模医学文献中抽取出的知识资源，构建了智慧健康领域知识图谱的基础架构，并在此基础上构建了智慧健康知识服务平台，为用户提供统一的接口，将智慧健康知识以不同的形态展示给用户。

本书构建的智慧健康领域知识图谱主要有以下几个作用：①对智慧健康知识体系进行系统梳理、建模和展示，帮助医学专家和普通公众理清学术发展脉络，浏览健康保健相关知识，发现知识点之间的联系；②以图形可视化方式展示智慧健康领域核心概念之间的关系，有助于知识资源的关联与整合，解决数据孤岛问题；③可将其嵌入智慧健康知识服务平台，支持知识检索、知识问答、知识浏览和知识分析，辅助智能化的知识服务；④有助于梳理相关疾病领域的重要专家、病患的基本特征、疾病的治疗方案、药物使用情况等，帮助用户进行决策。

第八章 研究总结与展望

第一节 研究总结

智慧健康是一种全新的医疗保健模式，对其产生的海量、多源异构健康信息资源进行有效的获取、组织、查询与分析，是实现健康保健"智慧化"的关键。本书聚焦智慧健康领域，根据智慧健康知识的来源和特点，结合用户的健康知识需求，将分布在互联网、科学文献数据库、专科诊疗数据集等多个地方的医疗保健常识、医学研究发现和临床诊疗经验等多源异构智慧健康知识资源，通过语义 Web 技术、机器学习、人工智能等技术手段进行知识单元抽取、转化、评估和融合，形成大规模可以解决具体领域问题的智慧健康知识图谱，为用户提供智能、高效的智慧健康知识服务。在此过程中，主要包括以下几个方面的具体工作：

（1）梳理知识融合的定义和内涵，对与之相关的概念进行辨析和界定。本书对现有关于知识融合概念的典型描述进行梳理和总结，指出知识融合对象是不同来源的知识及其依附的载体，知识融合过程涉及知识抽取、知识转换、知识一致性评估、知识合并和融合等步骤，知识融合的结果是产生有效的新知识，或者根据用户需求提供解决方案。然后，本书对知识融合与信息融合和数据融合，知识融合与知识集成和知识整合，知识融合与知识聚合的概念进行了比较和分析。最终，将知识融合定义为：面向用户需求或具体领域问题，对不同来源的知识及其依附的载体，通过一定的方法和技术手段进行知识抽取和转换，获得隐藏在知识源中的知识单元及关联关系，进而在概念层和语义层面上进行知识评估、分析和合并，以形成可以解决具体领域问题的知识库或知识图谱，为用户提供更加智能化的知识服务。

（2）构建了面向智慧健康的多源异构知识融合模型与服务架构。本书首先根据智慧健康知识的定义和来源，将其划分为疾病标准文档、生物医学文献、医疗网络资源、结构化本体（知识库）和专科诊疗数据集（案例库）等几种类型。其次，根据大数据和网络环境下，普通公众对智慧健康知识服务的智慧健康知识整合、智慧健康知识发现、智慧健康知识检索、智慧健康知识推荐、智慧健康决策等需求，分析了智慧健康知识融合所面临的任务和挑战，以及知识融合的流程和目标，从而提出多源异构智慧健康知识融合的实现路径；并在此基础上提出了多源异构智慧健康知识融合模型与服务架构。

（3）挖掘在线健康社区中用户健康知识需求。首先，本书分析了在线健康社区中用户健康知识需求类型、层级结构和演化模式，将在线健康社区中用户健康知识需求划分为表达层次知识需求、明确的层次知识需求、客观状态知识需求和意识层次知识需求。其次，以国内外比较典型的患者—患者健康社区 PatientsLikeMe 和慢友帮中的高血压患者为例，挖掘国内外用户的健康知识需求，并将其对比分析。本书采用非参数贝叶斯主题模型 HDP 来挖掘用户发帖内容中的潜在主题，根据主题内容分布来分析用户表达出来的显性知识需求。研究结果发现，国内外用户的发帖内容都围绕病因、治疗、药物、诊断、症状等几个主题展开，说明这些主题是国内外用户共同感兴趣的，也是用户表达出来的显性健康知识需求。最后，本书将基于 HDP 主题模型和 LDA 主题模型获取的主题之间的 KL 距离、内容困惑度、模型复杂度进行了比较和分析，发现 HDP 主题模型的效果比 LDA 主题模型更好；另外，国外用户的发帖内容主题之间的 KL 距离比国内用户的更大，说明国外用户发帖内容的主题多样性比较丰富。

（4）探索不同类型智慧健康知识的抽取任务、流程和方法。本书首先对结构化医学本体/知识库、半结构化网页百科数据、非结构化自由文档的知识抽取任务和流程进行了梳理和举例说明；其次，以 PubMed 数据库中与高血压相关的生物医学文献为例，采用传统层析术语关联挖掘和组织方法对 MeSH 主题词网络的层级结构和术语关联进行分析；同时，采用深度学习方法 BiLSTM-CRF 和 Att-BiLSTM 模型从大规模生物医学文献中抽取实体、关系三元组；并在此基础上，对挖掘形成的实体—关系图谱中的主题内容进行语义标注，以为下一步知识表示和融合做准备。

研究结果发现，通过层析术语关联挖掘和组织方法可以将高血压医学文献的 MeSH 主题词网络划分为细节层、基础层和中间层。其中，基础层术语可以用于划分高血压领域的主要研究方向；细节层术语可用于揭示网络的微观形态；中间层术语处于两者之间，可用于揭示网络交叉、演化路径。该方法从差异化和定量角度分析了知识网络的微观结构和术语之间的关联，可以被应用于引文网络、合著网络、机构合作网络等多种知识网络的结构和术语关联分析。但是这种方法只适用于分析小规模知识网络的微观结构和细节形态，对于大规模数据中的海量知识节点和术语关联难以挖掘。而深度学习方法 BiLSTM-CRF 和 Att-BiLSTM 模型在大规模自由文档的知识抽取和术语组织中具有重要优势。

（5）探索多源异构智慧健康知识融合的过程和实现路径。本书分析了多源异构智慧健康知识融合的流程，提出了概念层知识融合和语义层知识融合两条实现路径，一方面通过实体融合、属性融合和概念融合，将从多源异构健康信息资源中抽取出的知识（三元组）融合到智慧健康领域顶层本体中，实现领域顶层本体的扩充；另一方面将从多源异构健康信息资源中抽取出的各种医疗保健知识表示为本体/知识库的形式，通过本体分块、本体对齐、实体匹配等过程，实现语义层本体、知识库的融合。这两种知识融合实现路径详细阐述了概念层知识融合和语义层知识融合的过程，为大规模知识图谱构建和知识融合的实证研究指明了方向。

其次，本书以智慧健康领域的高血压疾病为例，基于 DO 和《中国高血压防治指南 2010》构建 TO；基于从大规模生物医学文献中抽取出的实体—关系图谱中的主题知识形成 EO；将 TO 和 EO 进行合并和融合，对多源异构知识融合的过程和实现路径进行了探索和验证。研究发现，经过融合之后高血压领域本体，概念体系更加全面，本体内容更加丰富，领域知识门类更加多样。

（6）将用户健康知识需求与健康信息资源匹配，构建智慧健康知识图谱，为用户提供智慧健康知识服务。本书在智慧健康领域本体的基础上，将用户健康知识需求与智慧健康知识资源进行匹配映射，构建了智慧健康知识图谱的基础架构，并将其嵌入智慧健康知识服务平台，以为用户提供知识可视化、知识检索、知识推荐和决策支持等智慧健康知识服务。

第二节　存在的局限性

本书在研究方法和内容上仍然存在局限性和不足，主要包括以下几个方面：

（1）研究方法本身的局限性。本书在挖掘在线健康社区中的用户显性健康知识需求时，借助主题模型 HDP 和 LDA 分析国内外用户发帖内容的主题，从语义层面理解用户的健康知识需求，并对其进行比较和分析。但是本书对国内外用户健康知识需求的差异产生原因分析还有欠缺，需要找到相关证据进一步验证；而且主题模型是一种概率统计模型，主题挖掘的结果具有一定的模糊性，最优目标主题数的确定需要根据经验进行人工设置，且训练所得的主题内容仍需要通过人工观察进行总结和提炼，本书在主题数目设置和参数选择方面存在一定的主观性，导致主题挖掘的结果可能存在一定的误差，会在一定程度上影响后续用户健康知识需求挖掘的精确度。

（2）深度学习方法的实验结果缺乏对比和验证。本书在大规模生物医学文献中采用深度学习方法 BiLSTM-CRF 和 Att-BiLSTM 模型进行实体和关系的抽取，虽然该方法被前人证实为可以在通用领域的不同实体与关系抽取任务中达到或接近最佳水平，但是由于数据规模和运行环境的变化可能会产生一些差异。由于笔者的时间和精力有限，没有将通过该方法和模型抽取出的结果与其他模型做比较和验证，这是下一步需要继续细化和深入的工作。

（3）实验性本体构建导致知识融合方法和融合结果存在局限性。本书在多源异构智慧健康知识融合过程中，仅以 TO 和 EO 的合并和融合为例来探索多源异构智慧健康知识融合实现过程。但是，本体构建是一个需要耗费巨大人力、物力的过程，必须要有领域专家的参与，由于笔者的时间和精力有限，本书构建的实验性本体都只覆盖了高血压的部分内容，直接导致后面的融合达不到预期效果。

（4）智慧健康知识图谱的功能和应用还有待进一步细化。本书构建的智慧健康知识服务平台还只是一个简单的原型系统，嵌入的智慧健康知识图谱的功能和应用还需要进一步完善，用户的健康知识需求与知识资源匹配路径还需要进一步验证。

第三节　下一步研究方向

基于上述研究局限性和不足，本书可以从以下几个方面进行改进和深化：

（1）用户健康知识需求检验和语义化表达。用户健康知识需求的语义化表达和用户需求语义网络构建是将用户需求与知识资源进行匹配的前提，本书下一步将对此重点进行研究。

（2）知识抽取方法的扩展和优化。本书采用深度学习方法对非结构化生物医学文献进行了 MeSH 主题词和实体关系抽取，但是抽取结果的准确度还需要进一步验证。后续的研究工作可以继续优化深度学习方法，同时采用一些新的知识抽取方法，以提高实体关系抽取结果的准确率。

（3）多源异构知识融合方法应用和融合效果评估。本书提出的概念层和语义层两种知识融合实现路径，包括实体融合、属性融合、关系融合、本体分块、本体对齐和实体匹配等过程，涉及实体相似度计算、属性相似度计算、语义相似度计算、实体链接、嵌入学习等各种不同的方法。这些方法在大型本体/知识库知识融合过程中可以发挥重要作用，本书未来将对此进行实验和验证。另外，知识融合后的效果评价问题也是一个比较重要的环节，如何用量化的指标来衡量知识融合的效度问题，是本书下一步需要解决和完善的问题。

（4）智慧健康知识图谱的完善和智慧健康知识服务平台的应用和推广。本书下一步将根据用户的健康知识需求，继续完善智慧健康知识图谱的可视化功能和应用；另外，本书构建高血压知识图谱的流程和方法可以进一步迁移至其他慢病中，对智慧健康知识服务平台进行进一步补充和完善。

参考文献

毕强、王传清：《超网络视域下的数字资源深度聚合实证研究》，《情报理论与实践》2015 年第 12 期。

毕强等：《数字图书馆资源聚合模式研究——基于社会网络分析的视角》，《数字图书馆论坛》2014 年第 6 期。

曹树金、马翠嫦：《信息聚合概念的构成与聚合模式研究》，《中国图书馆学报》2016 年第 3 期。

车海燕等：《面向中文自然语言文档的自动知识抽取方法》，《计算机研究与发展》2013 年第 4 期。

陈果等：《面向网络社区的分面式导航体系构建——以丁香园心血管论坛为例》，《情报理论与实践》2017a 年第 10 期。

陈果等：《面向网络社区的知识聚合：发展，研究基础与展望》，《情报杂志》2017b 年第 12 期。

陈烨、赵一鸣：《一种新的用户需求组织方式：需求语义网络》，《图书情报工作》2014 年第 17 期。

成全、周兰芳：《面向语义关联的微博信息多维主题聚合研究》，《情报理论与实践》2018 年第 7 期。

代涛等：《医疗卫生领域知识服务与知识管理的理论和实践》，《医学信息学杂志》2008 年第 4 期。

邓胜利、孙高岭：《面向推荐服务的用户信息需求转化模型构建》，《情报理论与实践》2009年第6期。

段宏：《知识图谱构建技术综述》，《计算机研究与发展》2016年第3期。

高永兵等：《基于HDP模型的领域微博主题演化研究》，《计算机工程》2018年第2期。

缑锦：《知识融合中若干关键技术研究》，博士学位论文，浙江大学，2005年。

郭路生等：《基于ZACHMAN架构思想的应急信息需求多维度多视角分析》，《情报理论与实践》2017年第11期。

国务院新闻办：《中国居民营养与慢病状况报告（2020年）》2020年12月24日，http：//www. gov. cn/xinwen/2020 – 12/24/content_ 5572983. htm，2021年12月25日。

郝伟学等：《本体对齐技术概述及其在中医领域的应用探讨》，《世界科学技术：中医药现代化》2017年第1期。

贺德方、曾建勋：《基于语义的馆藏资源深度聚合研究》，《中国图书馆学报》2012年第4期。

洪亮、马费成：《面向大数据管理决策的知识关联分析与知识大图构建》，《管理世界》2022年第1期。

胡昌平等：《基于社会化群体作用的信息聚合服务》，《中国图书馆学报》2010年第3期。

胡媛、胡昌平：《基于知识聚合的数字图书馆社区推送服务组织——以武汉大学数字图书馆社区为例》，《国家图书馆学刊》2016年第2期。

化柏林、李广建：《大数据环境下的多源融合型竞争情报研究》，《情报理论与实践》2015年第4期。

黄冠英：《台湾大学生网络健康信息使用调查》，硕士学位论文，台湾中山大学医务管理研究所，2006 年。

黄令贺、朱庆华：《百科词条特征及用户贡献行为研究——以百度百科为例》，《中国图书馆学报》2013 年第 1 期。

黄清芬：《用户信息需求探析》，《情报杂志》2004 年第 7 期。

金碧漪、许鑫：《网络健康社区中的主题特征研究》，《图书情报工作》2015 年第 12 期。

赖雅等：《基于参考点的大规模本体分块与映射》，《计算机应用研究》2013 年第 2 期。

李昊迪：《医学领域知识抽取方法研究》，博士学位论文，哈尔滨工业大学，2018 年。

李贺、张世颖：《国内外网络用户信息需求研究综述》，《图书情报工作》2014 年第 5 期。

李宏伟等：《一种高效 Web 数据抽取包装器的设计与实现》，《计算机技术与发展》2009 年第 2 期。

李涓子、侯磊：《知识图谱研究综述》，《山西大学学报：自然科学版》2007 年第 3 期。

李亚婷：《知识聚合研究述评》，《图书情报工作》2016 年第 21 期。

林海伦等：《面向网络大数据的知识融合方法综述》，《计算机学报》2017 年第 1 期。

林泽斐、欧石燕：《多特征融合的中文命名实体链接方法研究》，《情报学报》2019 年第 1 期。

刘鹏博等：《知识抽取技术综述》，《计算机应用研究》2010 年第 9 期。

刘少鹏等：《基于 MB-HDP 模型的微博主题挖掘》，《计算机学报》2015 年第 7 期。

刘晓娟等：《知识融合：概念辨析与界说》，《图书情报工作》

2016 年第 13 期。

刘璇等：《在线健康社区中用户回帖行为影响机理研究》，《管理科学》2017 年第 1 期。

路莹等：《基于图形数据库 Neo4 J 的合著网络研究与实践》，《中华医学图书情报杂志》2016 年第 4 期。

马彪：《国外知识集成研究综述》，《情报理论与实践》2007 年第 1 期。

马费成、周利琴：《面向智慧健康的知识管理与服务》，《中国图书馆学报》2018 年第 5 期。

马斯洛：《马斯洛人本哲学》，成明编译，九州出版社 2003 年版。

茆意宏：《面向用户需求的图书馆移动信息服务》，《中国图书馆学报》2012 年第 1 期。

潘泉等：《信息融合理论的基本方法与进展》，《控制理论与应用》2012 年第 10 期。

彭小宝、宋伟：《面向创新的知识集成模式研究》，《科技管理研究》2008 年第 4 期。

钱庆：《基于知识组织系统的生物医学文本挖掘研究》，《数字图书馆论坛》2016 年第 4 期。

邱均平、季元魁：《基于作者合作的数字馆藏资源聚合研究——以法学学科数字文献资源为例》，《情报学报》2014 年第 10 期。

邱均平、余厚强：《知识科学视角下国际知识融合研究进展与趋势》，《图书情报工作》2015 年第 8 期。

唐嫦燕：《2000—2005 年我国用户信息需求研究综述》，《图书馆论坛》2006 年第 5 期。

唐晓波、刘广超：《基于两层知识融合的金融知识服务模型研究》，《图书馆学研究》2018 年第 16 期。

唐晓波、魏巍：《知识融合：大数据时代知识服务的增长点》，

《图书馆学研究》2015 年第 5 期。

王东波等：《基于深度学习的数据科学招聘实体自动抽取及分析研究》，《图书情报工作》2018a 年第 13 期。

王东波等：《面向摘要结构功能划分的模型性能比较研究》，《图书情报工作》2018b 年第 12 期。

王凌阳等：《多源异构数据的实体匹配方法研究》，《计算机工程与应用》2019 年第 19 期。

王向前等：《本体研究综述》，《情报杂志》2016 年第 6 期。

王曰芬、岑咏华：《大数据时代知识融合体系架构设计研究》，《数字图书馆论坛》2016 年第 10 期。

王子涵等：《基于实体相似度信息的知识图谱补全算法》，《计算机应用》2018 年第 11 期。

熊回香等：《跨媒体知识图谱构建中多模态数据语义相关性研究》，《情报理论与实践》2019 年第 2 期。

熊回香等：《面向在线医疗社区的慢病知识服务模型构建》，《情报理论与实践》2020 年第 6 期。

徐赐军、李爱平：《基于本体的融合知识测度分析》，《控制与决策》2014 年第 9 期。

徐孝婷等：《在线健康社区老年用户健康信息需求实证研究》，《图书情报工作》2019 年第 10 期。

严秀芬、杨少贤：《浅谈网络环境下用户信息需求对信息资源建设的影响》，《现代情报》2004 年第 5 期。

张海涛等：《基于概念格的在线健康社区用户画像研究》，《情报学报》2018 年第 9 期。

张建红：《基于语义关联的海量数字资源知识聚合与服务研究》，《图书馆工作与研究》2016 年第 8 期。

张克永、李贺：《网络健康社区知识共享的影响因素研究》，《图书情报工作》2017 年第 5 期。

张向先等：《社会化问答社区用户知识需求及其动态演化研究》，《情报理论与实践》2018 年第 11 期。

张馨遥、曹锦丹：《网络环境下用户健康信息需求的影响因素分析》，《医学与社会》2010 年第 9 期。

张秀兰、蒋玲：《本体概念研究综述》，《情报学报》2007 年第 4 期。

张振海等：《基于专家知识融合的贝叶斯网络结构学习方法》，《计算机工程与应用》2014 年第 2 期。

赵洪、王芳：《理论术语抽取的深度学习模型及自训练算法研究》，《情报学报》2018 年第 9 期。

周芳等：《多源知识融合处理算法》，《北京航空航天大学学报》2013 年第 1 期。

周利琴等：《基于知识融合过程的大数据知识服务框架研究》，《图书馆学研究》2017 年第 21 期。

周利琴等：《网络大数据中的知识融合框架研究》，《情报杂志》2018a 年第 1 期。

周利琴等：《慢病知识网络的层级结构与内部关联方法研究——以高血压为例》，《情报理论与实践》2018b 年第 8 期。

周雪忠等：《生物医学文献知识发现研究探讨及展望》，《复杂系统与复杂性科学》2004 年第 3 期。

祝振媛、李广建：《"数据—信息—知识"整体视角下的知识融合初探——数据融合，信息融合，知识融合的关联与比较》，《情报理论与实践》2017 年第 2 期。

Abel，F. I.，Marenzi，W. Nejdl，et al.，"Sharing Distributed Resources in Learn Web 2. 0"，*Lecture Notes in Computer Science*，No. 5794，2009：154 – 159.

Alshaikhdeeb, B. , K. Ahmad, "Biomedical Named Entity Recognition: a Review", *International Journal on Advanced Science, Engineering and Information Technology*, Vol. 6, No. 6, 2016: 889 – 895.

Aroyo, L. , Welty, C. , Alani, H. , et al. , "LogMap: Logic-Based and Scalable Ontology Matching", Paper Delivered to the International Semantic Web Conference, Springer, Berlin, Heidelberg, 2011: 273 – 288.

Attard, A. , N. S. Coulson, "A Thematic Analysis of Patient Communication in Parkinson's Disease Online Support Group Discussion Forums", *Computers in Human Behavior*, Vol. 28, No. 2, 2012: 500 – 506.

Auer, S. , C. Bizer, G. Kobilarov, et al. , "Dbpedia: A Nucleus for a Web of Open Data", *Semantic Web*, No. 4825, 2007: 11 – 15.

Balazs, J. A. , J. D. Velásquez, "Opinion Mining and Information Fusion: a Survey", *Information Fusion*, Vol. 27, 2016: 95 – 110.

Baynes, J. W. , "The Clinical Chemome: a Tool for the Diagnosis and Management of Chronic Disease", *Clinical Chemistry*, Vol. 50, No. 7, 2020: 1116 – 1117.

Bell, J. A. , B. Patel, T. Malasanos, "Knowledge Improvement with Web-based Diabetes Education Program: Brainfood", *Diabetes technology & therapeutics*, Vol. 8, No. 4, 2006: 444 – 448.

Berners, L. T. , Fischetti, M. , Foreword, M. L. , *Weaving the Web: The Original Design and Ultimate Destiny of the World Wide Web by its Inventor*, San Francisco: Harper Information Press, 1999.

Blei, D. M. , A. Y. Ng, M. I. Jordan, "Latent Dirichlet Allocation", *Journal of Machine Learning Research*, Vol. 3, No. 3, 2003: 993 – 1022.

Bleiholder, J. , F. Naumann, "Data Fusion", *ACM Computing Surveys* (CSUR), Vol. 41, No. 1, 2009: 1 – 41.

Bloch, I., J. Lang, R. P. Pérez, et al., "Morphologic for Knowledge Dynamics: Revision, Fusion, Abduction", *Tech. Rep*, Vol. 22, No. 1, 2018: 1802 – 1805.

Bohlouli, M., F. Merges, M. Fathi, "Knowledge Integration of Distributed Enterprises Using Cloud based Big Data Analytics", Paper Delivered to IEEE International Conference on Electro/Information Technology, Sponsored by IEEE, 2005.

Bollacker, K., C. Evans, P. Paritosh, et al., "Freebase: a Collaboratively Created Graph Database for Structuring Human Knowledge", Paper Delivered to Proceedings of the 2008 ACM SIGMOD International Conference on Management of data, Vancouver, Canada, June, 2008: 9 – 12.

Bond, P., I. Goldstein, "Government Intervention and Information Aggregation by Prices", *The Journal of Finance*, Vol. 70, No. 6, 2015: 76.

Bordes, A., N. Usunier, A. Garcia-Duran, et al., "Translating Embeddings for Modeling Multi-relational Data", *Neural Information Processing System*, Vol. 26, 2013: 2787 – 2795.

Brahami, M., B. Atmani, N. Matta, "An Approach to Dynamic Fusion of the Knowledge Maps of an Activities Process: Application on Healthcare", *International Journal of Information Systems in the Service Sector (IJISSS)*, Vol. 7, No. 4, 2015: 1 – 26.

Carmi, S., S. Havlin, S. Kirkpatrick, et al., "A Model of Internet Topology Using k-shell Decomposition", *National Academy of Sciences*, Vol. 104, No. 27, 2007: 11150 – 11154.

Central, B. M., "Orphanet Journal of Rare Diseases", *Orphanet Journal of Rare Diseases*, Vol. 3, No. 1, 2008: 1 – 17.

Chen, X. , F. Ding, Y. Wang, "Knowledge Fusion based on the Group Argumentation Theory in Web 2. 0 Environment", *International Journal of Communication Systems*, Vol. 31, No. 16, 2018: e3466.

Chen, Y. , Y. Ouyang, W. Li, et al. , "Using Deep Belief Nets for Chinese Named Entity Categorization", Paper Delivered to Proceedings of the 2010 Named Entities Workshop, Sponsored by the Association for Computational Linguistics, Uppsala, Sweden, 16 July, 2010.

Chorowski, J. K. , D. Bahdanau, D. Serdyuk, et al. , "Attention-based Models for Speech Recognition", *Computer Science*, Vol. 10, No. 4, 2015: 429 – 439.

De, C. P. , Kaiser, K. , Hasman, A. , "Computer-interpretable Guideline Formalisms", *Studies in Health Technology and Informatics*, Vol. 139, 2008: 22 – 43.

Demiris, G. , "The Diffusion of Virtual Communities in Health Care: Concepts and Challenges", *Patient Education and Counseling*, vol. 62, No. 2, 2006: 178 – 188.

Deshpande, A. , M. Abreu, "WebMD-IBD Section. Available From-www. webmd. com", *Gastroenterology*, Vol. 135, No. 3, 2008: 1014 – 1015.

Dong, X. , E. Gabrilovich, G. Heitz, et al. , "Knowledge Vault: A Web-scale Approach to Probabilistic Knowledge Fusion", Paper Delivered to Proceedings of the 20th ACM SIGKDD International Conference on Knowledge Discovery and Data Mining, 2014: 601 – 610.

Dong, X. L. , E. Gabrilovich, G. Heitz, et al. , "From Data Fusion to Knowledge Fusion", *Proceedings of the Vldb Endowment*, Vol. 7, No. 10, 2015: 881 – 892.

Emonet, R. , J. Varadarajan, J. M. Odobez, "Extracting and Locating Temporal Motifs in Video Scenes Using a Hierarchical Non Para-metric Bayesian Model", Paper Delivered to CVPR 2011, Sponsored by IEEE, Colorado Springs, CO, USA, June, 2011: 20 – 25.

Field, M. J. , Lohr, K. N. , *Guidelines for Clinical Practice*: *From Development to Use*, Washington: National Academies Press, 1992.

Freitas, F. , H. Stuckenschmidt, N. F. Noy, "Ontology Issues and Applications Guest Editors' Introduction", *Journal of the Brazilian Computer Society*, Vol. 11, No. 2, 2005: 5 – 16.

Frunza, O. , D. Inkpen, "Extracting Relations Between Diseases, Treatments, and Tests from Clinical Data", Paper Delivered to Canadian Conference on Artificial Intelligence, Sponsored by Springer, Berlin, Heidelberg, 2011.

Gabrilovich, E. , S. Markovitch, "Computing Semantic Relatedness Using Wikipedia-based Explicit Semantic Analysis", Paper Delivered to Proc International Joint Conference on Artificial Intelligence, Vol. 7, 2007: 1606 – 1611.

Graves, A. , Mohamed, A. R. , Hinton, G. , "Speech Recognition with Deep Recurrent Neural Networks", Paper Delivered to 2013 IEEE International Conference on Acoustics, Speech and Signal Processing, Vancouver, BC, Canada, May, 2013: 26 – 31.

Graves, A. , J. Schmidhuber, "Framewise Phoneme Classification with Bidirectional LSTM and other Neural Network Architectures", *Neural networks*, Vol. 18, No. 5 – 6, 2005: 602 – 610.

Griffiths, T. L. , M. Steyvers, "Finding Scientific Topics", Proceedings of the National Academy of Sciences", *National Academy of Sciences of the United States of America*, Vol. 101, No. 1, 2004: 5228 – 5235.

Gruber, T. R. , "A Translation Approach to Portable Ontology Specifications", *Knowledge acquisition*, Vol. 5, No. 2, 1993: 199 – 220.

Hermann, K. M. , T. Kocisky, E. Grefenstette, et al. , "Teaching Machines to Read and Comprehend", *Advances in Neural Information Processing Systems*, Vol. 28, 2015: 1684 – 1692.

Hinton, G. E. , N. Srivastava, A. Krizhevsky, et al. , "Improving Neural Networks by Preventing Co-adaptation of Feature Detectors", *Computer Science*, Vol. 3, No. 4, 2012: 212 – 223.

Hochreiter, S. , J. Schmidhuber, "Long Short-term Memory", *Neural Computation*, Vol. 9, No. 8, 1997: 1735 – 1780.

Hofmann, T. , "Probabilistic Latent Semantic Indexing", Paper Delivered to Proceedings of the 22nd Annual International ACM SIGIR Conference on Research and Development in Information Retrieval, Berkley, CA USA, 1999.

Holste, J. S. , D. Fields, "Trust and Tacit Knowledge Sharing and Use", *Journal of Knowledge Management*, Vol. 14, No. 1, 2010: 128 – 140.

Hu, T. W. , N. Wallace, "Information Aggregation in a Large Multistage Market Game", *Journal of Economic Theory*, Vol. 161, 2016: 103 – 144.

Hu, W. , Qu, Y. , "Falcon-AO: A Practical Ontology Matching System", *Journal of Web Semantics*, Vol. 6, No. 3, 2008: 237 – 239.

Huang, S. , S. Renals, "Modeling Topic and Role Information in Meetings Using the Hierarchical Dirichlet Process", Paper Delivered to International Workshop on Machine Learning for Multimodal Interaction, Sponsored by Springer, Berlin, Heidelberg, 2008.

Huang, Z. , W. Xu, K. Yu, "Bidirectional LSTM-CRF Models for

Sequence Tagging", *Computer Science*, Vol. 15, No. 8, 2015: 1991.

Ingwersen, P., "Cognitive Perspectives of Information Retrieval Interaction: Elements of a Cognitive IR Theory", *Journal of documentation*, Vol. 52, No. 1, 1996: 3 – 50.

Jagannatha, A. N., H. Yu, "Bidirectional RNN for Medical Event Detection in Electronic Health Records", Paper Delivered to Proceedings of the Conference, Association for Computational Linguistics, sponsored by NIH Public Access, North American Chapter, 2016.

Khosrovian, K., D. Pfahl, V. Garousi, "Gensim 2. 0: a Customizable Process Simulation Model for Software Process Evaluation", Paper Delivered to International Conference on Software Process, Sponsored by Springer, Berlin, Heidelberg, 2008: 294 – 306.

Kochen, S., E. P. Specker, "The Problem of Hidden Variables in Quantum Mechanics", *Review of Modern Physics*, Vol. 5, No. 3, 1975: 293 – 328.

Korjonen, C. H., "The Information Needs and Behaviour of Clinical Researchers: a User-needs Analysis", *Health Information & Libraries Journal*, Vol. 22, No. 2, 2005: 96 – 106.

Lafferty, J., A. McCallum, F. C. Pereira, "Conditional Random Fields: Probabilistic Models for Segmenting and Labeling Sequence Data", *Proceedings of ICML*, Vol. 3, No. 2, 2001: 282 – 289.

Larsen, A. G., C. H. Ellersgaard, "Identifying Power Elites k-cores in Heterogeneous Affiliation Networks", *Social Networks*, Vol. 50, No. 7, 2017: 55 – 69.

Lederman, R., H. Fan, S. Smith, et al., "Who Can you Trust? Credibility Assessment in Online Health Forums", *Health Policy and Technology*, Vol. 3, No. 1, 2014: 13 – 25.

Leidner, A. D. , "Review: Knowledge Management and Knowledge Management Systems: Conceptual Foundations and Research Issues", *MIS Quarterly*, Vol. 25, No. 1, 2001: 107 – 136.

Lembo, D. , V. Santarelli, D. F. Savo, "Graph-based Ontology Classification in OWL 2 QL", Paper Delivered to Extended Semantic Web Conference, Springer, Berlin, Heidelberg, 2013: 320 – 334.

Li, B. , Jiang, S. , Zhang, H. , "Analysis of Multi-sensor Information Fusion and Knowledge Discovery in Coal Mine Gas Monitoring", *IOP Conference Series: Earth and Environmental Science*, Vol. 170, 2018: 022 – 025.

Li, J. , J. Tang, Y. Li, et al. , "Rimom: A Dynamic Multistrategy Ontology Alignment Framework", *Transactions on Knowledge and data Engineering*, Vol. 21, No. 8, 2008: 1218 – 1232.

Li, J. , Z. Wang, X. Zhang, et al. , "Large Scale Instance Matching Via Multiple Indexes and Candidate Selection", *Knowledge-Based Systems*, Vol. 50, No. 3, 2013: 112 – 120.

Liang, Y. , N. Guo, C. Xing, et al. , "Chronic Knowledge Retrieval and Smart Health Services based on Big Data", Paper Delivered to IC-SH, Springer-Verlag New York, Inc. , 2015.

Lin, T. C. , M. C. Lai, S. W. Yang, "Factors Iinfluencing Physicians' Knowledge Sharing on Web Medical Forums", *Health Informatics Journal*, Vol. 22, No. 3, 2016: 594 – 607.

Miller, N. , E. M. Lacroix, J. E. Backus, "MEDLINEplus: Building and Maintaining the National Library of Medicine's Consumer Health Web Service", *Bulletin of the Medical Library Association*, Vol. 88, No. 1, 2000: 11.

Mimno, D. , A. McCallum, "Topic Models Conditioned on Arbitrary Features with Dirichlet-multinomial Regression", *University of Massachusetts-Amherst*, No. 2008: 411 – 418.

Nadeau, D. , S. Sekine, "A Survey of Named Entity Recognition and Classification", *Lingvisticae Investigationes*, Vol. 30, No. 1, 2007: 3 – 26.

National Network/Library of Medicine (NN/LM), "Consumer Health Information: a Workshop for Librarians Providing Health Information to the public", (2018 – 10 – 27), http: //nnlm. gov/train/chi/mws. htm, 2018.

Niu, X. , S. Rong, H. Wang, et al. , "An Effective Rule Miner for Instance Matching in a Web of Data", Paper Delivered to Proceedings of the 21st ACM International Conference on Information and Knowledge management, Maui, Hawaii, USA, October 29-November 2, 2012.

Nolte, S. , Osborne, R. H. , "A Systematic Review of Outcomes of Chronic Disease Self- management Interventions", *Quality of Life Research*, Vol. 22, No. 7, 2013: 1805 – 1816.

Pian, W. , C. S. Khoo, J. Chi, "Automatic Classification of Users' Health Information Need Context: Logistic Regression Analysis of Mouse-click and Eye-tracker Data", *Journal of medical Internet research*, Vol. 19, No. 12, 2017: e8354.

Pian, W. , S. Song, Y. Zhang, "Consumer Health Information Needs: A Systematic Review of Measures", *Information Processing & Management*, Vol. 57, No. 2, 2019: 102077.

Preece, A. , Hui, K. , Gray, A. , et al. , "The KRAFT Architecture for Knowledge Fusion and Transformation", *Knowledge-Based Systems*, Vol. 13, No. 2 – 3, 2000: 113 – 120.

Ramsey, I. , N. Corsini, M. D. Peters, et al. , "A Rapid Review of Consumer Health Information Needs and Preferences", *Patient education and counseling*, Vol. 100, No. 9, 2017: 1634 – 1642.

Rehman, M. H. U., C. S. Liew, T. Y. Wah, et al., "Mining Personal Sata Using Smartphones and Wearable Devices: A Survey", *Sensors*, Vol. 15, No. 2, 2015: 4430 – 4469.

Reijo, S., "Conceptualizing Information Need in Context", *Information Research*, Vol. 17, No. 4, 2012: 534 – 547.

Robinson, G. N., C. R. Sugimoto, D. Murray, et al., "The Many Faces of Mobility: Using Bibliometric Data to Measure the Movement of Scientists", *Journal of Informetrics*, Vol. 13, No. 1, 2019: 50 – 63.

Ruthven, I., S. Buchanan, C. Jardine, "Relationships, Environment, Health and Development: The Information Needs Expressed Online by Young First-time Mothers", *Journal of the Association for Information Science and Technology*, Vol. 69, No. 8, 2018: 985 – 995.

Schriml, L. M., C. Arze, S. Nadendla, et al., "Disease Ontology: A Backbone for Disease Semantic Integration", *Nucleic Acids Research*, Vol. 40, No. D1, 2012: 940 – D946.

Shin, K., T. Eliassi-Rad, C. Faloutsos, "Patterns and Anomalies in k-cores of Real-world Graphs with Applications", *Knowledge and Information Systems*, Vol. 54, No. 3, 2018: 677 – 710.

Smirnov, A., T. Levashova, N. Shilov, "Patterns for Context-based Knowledge Fusion in Decision Support Systems", *Information Fusion*, Vol. 21, 2015: 114 – 129.

Snidaro, L., J. García, J. Llinas, "Context-based Information Fusion: A Survey and Discussion", *Information Fusion*, Vol. 25, 2015: 16 – 31.

Song, X., X. Yan, Y. Li, "Modelling Liking Networks in an Online Healthcare Community: An Exponential Random Graph Model Analysis Approach", *Journal of Information Science*, Vol. 41, No. 1, 2015: 89 – 96.

Suchanek, F. M. , G. Kasneci, G. Weikum, "Yago: A Large Ontology From Wikipedia and Wordnet", *Journal of Web Semantics*, Vol. 6, No. 3, 2008: 203 – 217.

Sun, L. , M. P. Ward, R. Li, et al. , "Global Spatial Risk Pattern of Highly Pathogenic Avian Influenza H5N1 Virus in Wild Birds: A Knowledge-fusion Based Approach", *Preventive Veterinary Medicine*, Vol. 152, 2018: 32 – 39.

Tang, B. , H. Cao, Y. Wu, et al. , "Clinical Entity Recognition Using Structural Support Vector Machines with Rich Features", Paper Delivered to Proceedings of the ACM Sixth International Workshop on Data and text Mining in Biomedical Informatics, Maui, Hawaii, USA, October 29, 2012.

Taylor, R. S. , "The Process of Asking Questions", *Journal of the Association for Information Science and Technology*, Vol. 13, No. 4, 1962: 391 – 396.

Teh, Y. , M. Jordan, M. Beal, et al. , "Sharing Clusters Among Related Groups: Hierarchical Dirichlet Processes", *Publications of the American Statistical Association*, Vol. 101, No. 476, 2006: 1566 – 1581.

Thoma, S. , A. Rettinger, F. Both, "Knowledge Fusion Via Embeddings from Text, Knowledge Graphs, and Images", Paper Delivered to ACM, arXiv: 1704. 06084, 2017.

Volz, J. , C. Bizer, M. Gaedke, et al. , "Silk-a Link Discovery Framework for the Web of Data", LDOW, Madrid, Spain, April 20, 2009.

Wang, X., S. Parameswaran, D. M. Bagul, et al., "Can Online Social Support be Detrimental in Stigmatized Chronic Diseases? A Quadratic Model of the Effects of Informational and Emotional Support on Self-care Behavior of HIV Patients", *Journal of the American Medical Informatics Association*, Vol. 25, No. 8, 2018: 931 – 944.

Ward, J. E., V. Grieco, "Why We Need Guidelines for Guidelines: A Study of the Quality of Clinical Practice Guidelines in Australia", *Medical Journal of Australia*, Vol. 165, No. 10, 1996: 574 – 576.

Wasserman, S., K. Faust, *Social Network Analysis in the Social and Behavioral Sciences*, *Social network analysis: Methods and applications*, Cambridge University Press, 1994.

Williams, M. V., D. W. Baker, R. M. Parker, et al., "Relationship of Functional Health Literacy to Patients' Knowledge of Their Chronic Disease: A Study of Patients with Hypertension and Diabetes", *Archives of Internal Medicine*, Vol. 158, No. 2, 1998: 166 – 172.

Wilson, T. D., "On User Studies and Information Needs", *Journal of Documentation*, Vol. 37, No. 6, 1981: 658 – 670.

World Health Organization, "World Health Statistics 2018", (2018 – 6 – 6), http://apps.who.int/iris/bitstream/handle/10665/272596/9789241565585-eng.pdf? ua = 1, 2018.

Wu, S. T., H. Liu, D. Li, et al., "Unified Medical Language System Term Occurrences in Clinical Notes: a Large-scale Corpus Analysis", *Journal of the American Medical Informatics Association*, Vol. 19, No. e1, 2012: e149 – e156.

Wu, W., H. Li, H. Wang, et al., "Probase: A Probabilistic Taxonomy for Text Understanding", Paper Delivered to Proceedings of the 2012 ACM SIGMOD International Conference on Management of Data,

Scottsdale, Arizona, USA, May, 2012: 20 – 24.

Xiao, L. , G. Chen, J. Sun, et al. , "Exploring the Topic Hierarchy of Digital Library Research in China Using Keyword Networks: a k-core Decomposition Approach", *Scientometrics*, Vol. 108, No. 3, 2016: 1085 – 1101.

Xu, C. J. , Li, A. P. , Liu, X. M. , "Knowledge Fusion and Evaluation System with Fusion Knowledge Measure", Paper Delivered to the Second International Symposium on Computational Intelligence & Design, Sponsored by IEEE Computer Society, 2009.

Yan, L. , J. Peng, Y. Tan, "Network Dynamics: How Can We Find Patients Like Us?", *Information Systems Research*, Vol. 26, No. 3, 2015: 496 – 512.

Yan, X. , J. Guo, Y. Lan, et al. , "A Biterm Topic Model for Short Texts", Paper Delivered to Proceedings of the 22nd International Conference on World Wide Web, ACM, 2013: 1445 – 1456.

Yang, Y. , M. Wu, L. Cui, "Integration of Three Visualization Methods based on Co-word Analysis", *Scientometrics*, Vol. 90, No. 2, 2012: 659 – 673.

Zhang, H. , H. Zhao, W. Cai, et al. , "Using the k-core Decomposition to Analyze the Static Structure of Large-scale Software Systems", *The Journal of Supercomputing*, Vol. 53, No. 2, 2010: 352 – 369.

Zhang, J. , Y. Zhao, "A User Term Visualization Analysis based on a Social Question and Answer Log", *Information processing & management*, Vol. 49, No. 5, 2013: 1019 – 1048.

Zhou, P. , W. Shi, J. Tian, et al. , "Attention-based Bidirectional Long Short-term Memory Networks for Relation Classification", Paper Delivered to Proceedings of the 54th Annual Meeting of the Association for Computational Linguistics, Berlin, Germany, 2016.

Zhou, Z. , G. Qi, B. Glimm, "Exploring Parallel Tractability of Ontology Materialization", Paper Delivered to European Conference on Artificial Intelligence, Hague, Netherlands, 2016.

Zhuang, Y. , G. Li, Z. Zhong, et al. , "Hike: A Hybrid Human-machine Method for Entity Alignment in Large-scale Knowledge Bases", Paper Delivered to Proceedings of the 2017 ACM on Conference on Information and Knowledge Management, Singapore, November, 2017: 6 – 10.